ANNE PULKKINEN

PEKiP

Babys spielerisch fördern

THEORIE

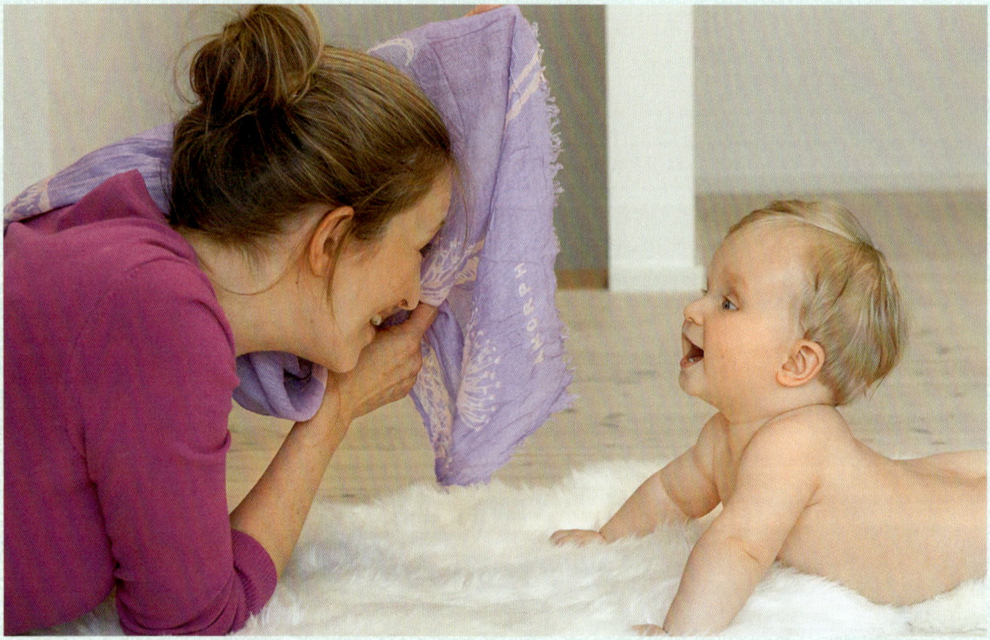

PRAXIS

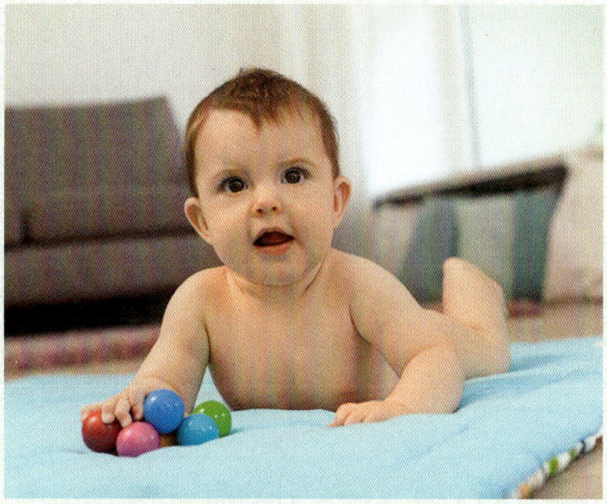

SERVICE

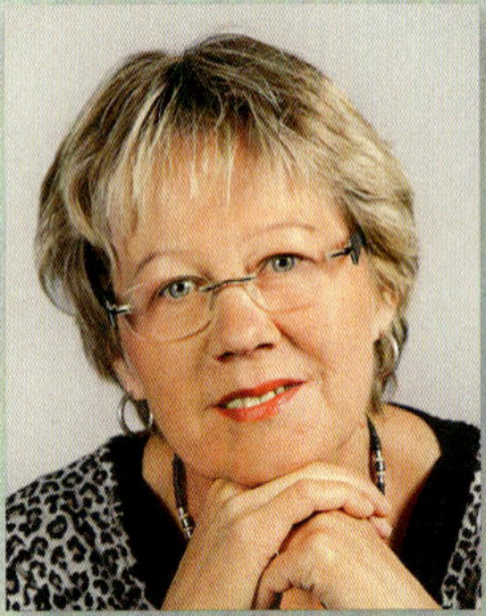

ANNE PULKKINEN
ist Diplom-Pädagogin und PEKiP-Gruppenleiterin.

»PEKiP-Spiele bereiten Eltern und Babys viel Freude und beide lernen dabei von- und miteinander.«

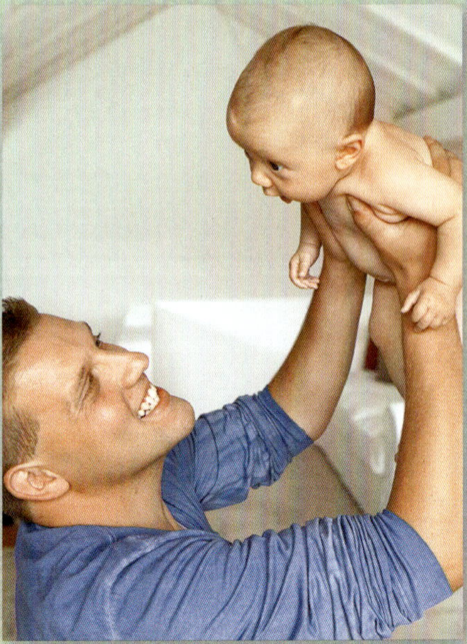

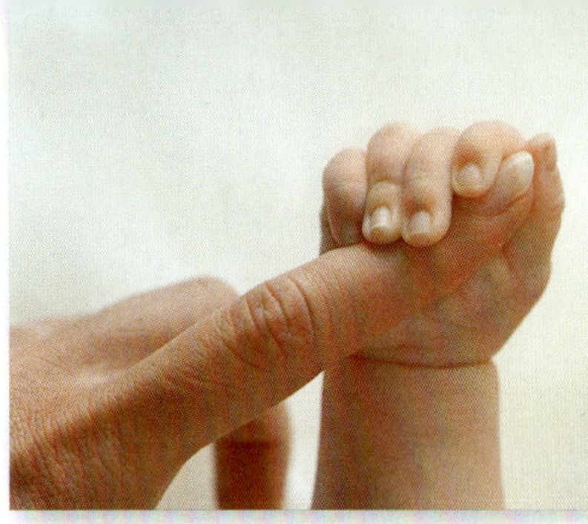

EIN WORT ZUVOR

Die gesunde Entwicklung ihres Kindes liegt allen Eltern am Herzen. Mit den Anregungen in diesem Buch können Sie Ihr Baby spielerisch fördern, ohne es schon im Babyalter unter Leistungsdruck zu setzen. Denn gerade das erste Lebensjahr steckt jeden Tag voll neuer Überraschungen und bietet Eltern und Kindern viele verschiedene Lern- und Erfahrungsmöglichkeiten, die unendlich viel Freude bereiten und neue Perspektiven für den Umgang miteinander eröffnen können.
Wahrscheinlich sind Sie wie alle Eltern ab und zu besorgt und fragen sich, ob Ihr Baby gut gedeiht. In diesem Ratgeber finden Sie viele Informationen zur Entwicklung im ersten Lebensjahr und Hinweise, wie Sie Auffälligkeiten erkennen. Vor allem aber soll Ihnen das Buch dabei helfen, das individuelle Entwicklungstempo Ihres Babys besser zu verstehen – denn kein Kind gleicht dem anderen!
Seit über vierzig Jahren bereiten die Spiele des Prager-Eltern-Kind-Programms (PEKiP) Eltern und ihren Babys Freude, und beide Seiten lernen dabei von- und miteinander. Dieses vor entwicklungspsychologischem Hintergrund entstandene Programm bietet schöne Spiel- und Bewegungsanregungen für das gesamte erste Lebensjahr, die Sie leicht zu Hause verwirklichen können. Alle Anregungen unterstützen die Aktivität Ihres Babys und vermitteln ihm das Gefühl: »Ich kann das schon allein!« So erfährt Ihr Baby, dass es viel zu lernen gibt und sein Selbstwertgefühl wächst.

Viel Freude beim gemeinsamen Spielen wünscht Ihnen

Anne Pulkkinen

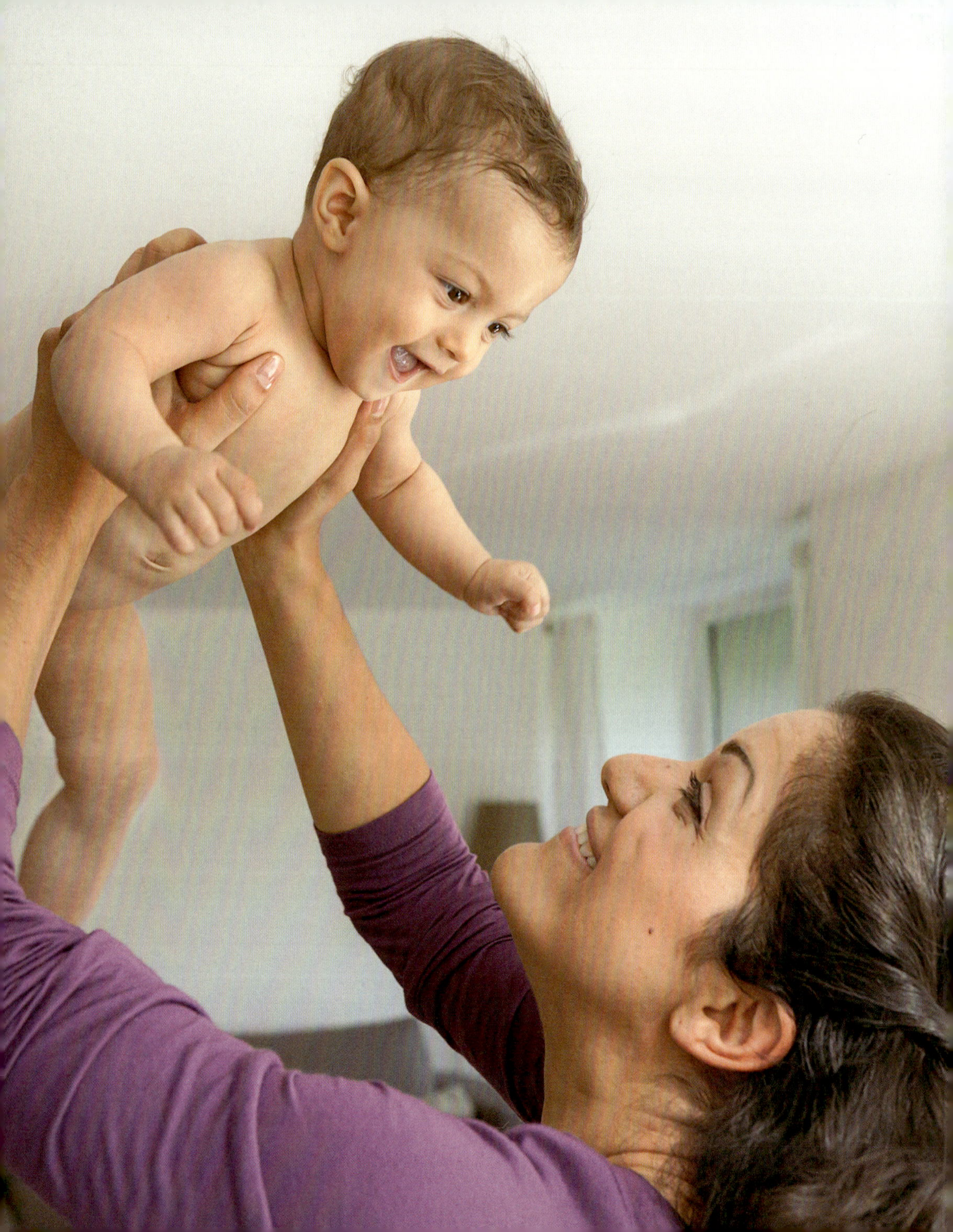

DAS ERSTE GEMEINSAME JAHR

MIT DER GEBURT IHRES KINDES BEGINNT EINE NEUE UND AUFREGENDE ZEIT. GENIESSEN SIE DAS ERSTE GEMEINSAME JAHR GANZ BEWUSST AUS VOLLEM HERZEN UND VERTRAUEN SIE SICH SELBST UND IHREM BABY.

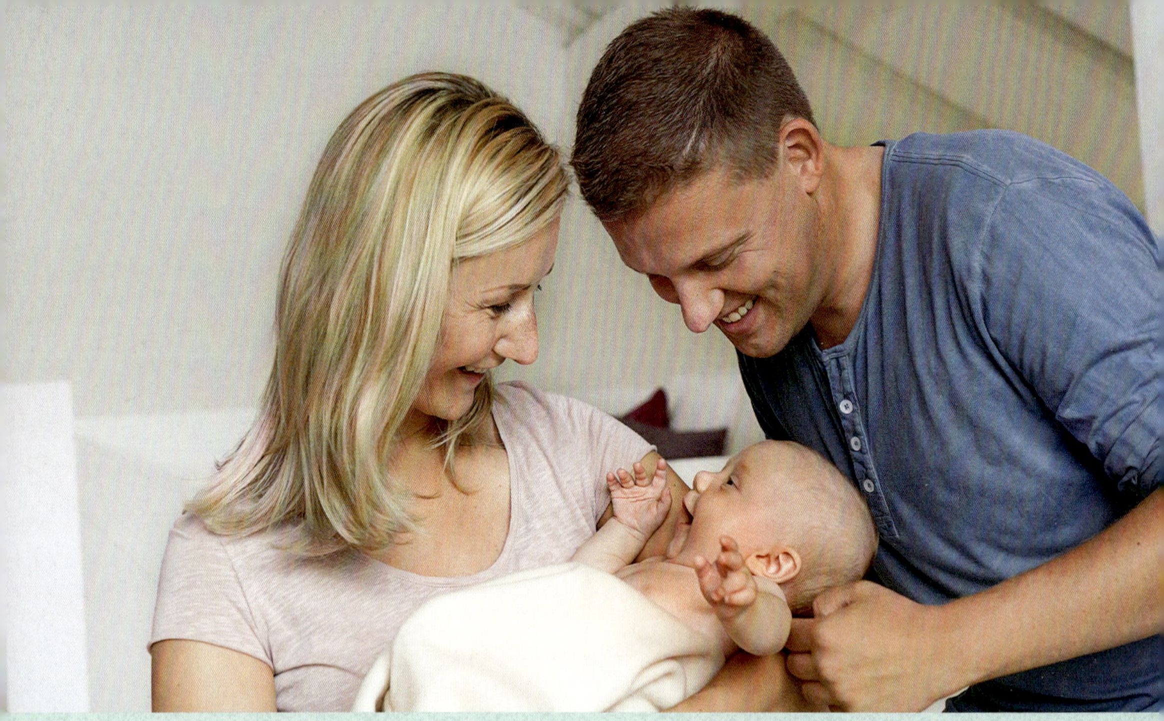

BABYS UND IHRE ELTERN: EIN PERFEKTES TEAM

Endlich ist es soweit: Ihr Kind ist geboren! Eines ist ganz sicher – dieser aufregende Moment wird Ihr gesamtes Leben total verändern. Sie werden in den nächsten Jahren viele schöne Erlebnisse miteinander teilen, aber auch anstrengende Zeiten gemeinsam durchstehen und daran wachsen. Die Natur hat Ihnen und Ihrem kleinen Neugeborenen erstaunliche Fähigkeiten mitgegeben, die Ihnen den ersten Kontakt erleichtern und dabei helfen, eine tiefe und enge Bindung entstehen zu lassen. Vertrauen Sie also ruhig öfter auf Ihre innere Stimme! Dann werden Sie meist das Richtige für Ihr Kind tun.

Ihr Baby ist da!

Eine spannende Zeit der Vorfreude und die unvergessliche Geburt liegen hinter Ihnen. Schon während der Schwangerschaft erleben

viele werdende Mütter rasante Stimmungsumschwünge: Nicht wenige sind oft überglücklich und können kaum den Moment abwarten, in dem sie das kleine Wesen endlich im Arm halten dürfen. Einen kurzen Augenblick später wird dieses Hochgefühl jedoch von einer wahren Welle aus Angst und Unsicherheit weggespült: Wie werden wir das Leben mit Kind bewältigen? Werden wir gute Eltern sein und dabei auch selbst noch etwas vom Leben haben? Viele dieser wechselnden Stimmungen bekommt das Kind schon im Mutterleib mit.
Auch werdende Väter sehen ihrer neuen Rolle häufig mit gemischten Gefühlen entgegen: Schließlich ändert sich auch ihre eigene Position, wenn aus der vertrauten Zweierbeziehung eine kleine Familie wird.

Die Geburt – ein unvergesslicher Augenblick

Die Wehen setzen ein, das Baby kündigt sein Kommen an. Jede Geburt verläuft anders. Aber immer gilt: Wenn während der Geburt keine Komplikationen auftreten, die eine rasche medizinische Versorgung von Ihrem Kind oder Ihnen selbst nötig machen, sollten Sie die ersten Lebensstunden möglichst mit Ihrem Baby verbringen. Schon in diesen Augenblicken beginnen Sie einander kennenzulernen, zu fühlen, zu beobachten. Der Name des kleinen Erdenbürgers stand vielleicht schon lange fest. Jetzt aber ist die kleine Sophia oder der winzige Felix endlich Realität geworden. Es gibt kein Zurück: Die gemeinsame, unbekannte Zukunft als Familie mit Kind hat bereits begonnen.

WICHTIG

HAND IN HAND DURCH DIE ERSTE GEMEINSAME ZEIT

Schon im Mutterleib hat Ihr Baby mit seinen kleinen Händchen gespielt und am Daumen gelutscht. Im gesamten ersten Lebensjahr bleiben die Hände als Spielzeug interessant. Anfangs landen sie eher zufällig im Mund, aber schon mit einem Vierteljahr kann Ihr Baby die Hände bewusst zum Mund führen. Auch die Hände von Vater oder Mutter sind für Babys ein wunderbares Spielzeug, das Sie Ihrem Kind ruhig oft »leihen« dürfen, etwa um eine kalte Babyhand warm zu streicheln. Die warmen Hände der Eltern zu spüren, gibt ihm Sicherheit und Vertrauen. Halten Sie Ihr Baby mit sicherem Griff, auch das gibt Halt und beruhigt. Und wenn es weint, kann eine sanfte Massage helfen: Sie lindert Bauchschmerzen und streichelt gleichzeitig die kleine Seele.

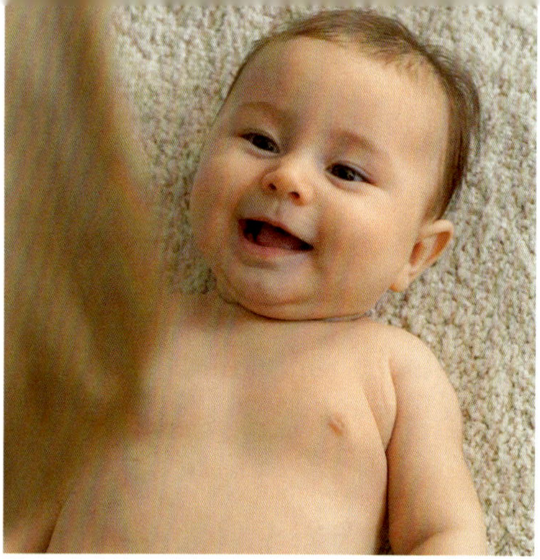

Babylächeln ist unwiderstehlich und an stressigen Tagen ein zuverlässiger Trost.

Eine große Herausforderung: eine Familie werden

Wie auch immer Sie sich als werdende Eltern das Leben mit Ihrem Baby ausgemalt haben: In der Realität wird vieles ganz anders sein, als Sie es erwartet haben. Manches von dem, was Sie sich einfach vorgestellt hatten, wird Ihnen schwer fallen. Und umgekehrt werden Dinge, vor denen Sie insgeheim Angst hatten, völlig unproblematisch laufen. Das ist völlig normal. Das erste Lebensjahr Ihres Kindes bringt so viele Ereignisse und Veränderungen mit sich wie kaum eine andere Zeit im Leben. Viele alltägliche Dinge erscheinen plötzlich in einem völlig neuen Licht und scheinen Ihr Leben zumindest in den ersten Monaten ganz zu bestimmen. Alles dreht sich nur noch um Stillen, Wickeln, Schlafen, um die Auszeit aus dem Beruf, Veränderungen in der Partnerschaft und immer wieder um einen nicht enden wollenden Berg schmutziger Wäsche. Es wird einige Zeit dauern, bis Sie neue Routinen entwickelt haben und der Alltag wieder leichter von der Hand geht.

Eine PEKiP-Gruppe ist eine sehr gute Möglichkeit zum Erfahrungsaustausch ▸ **siehe Seite 38**. Oft geht es der erschöpften Mutter eines Babys schon besser, wenn sie sich bei einer anderen Mutter oder in einer Gruppe von Eltern aussprechen kann. Hier wissen alle, was eine schlaflose Nacht bedeutet. Nach einem solchen Gespräch fällt es vielen leichter, wieder die Sonnenseiten im Zusammenleben mit ihrem Baby wahrzunehmen, und davon gibt es unendlich viele!

Schönes genießen

Der erste Blickkontakt, das erste Lächeln, die Babyhand in Ihrer Hand, Babys Duft, seine ersten Laute, ein liebevolles Umarmen, die ersten Schritte, ein vertrauensvoll geplappertes »Mama« oder »Papa«, das sind die Sonnenseiten im Leben mit einem Kind, die im Alltagstrubel oft übersehen werden. Versuchen Sie diese schönen Momente mit Ihrem Kind ganz bewusst und intensiv zu genießen: Sie geben Ihnen Kraft für das manchmal anstrengende gemeinsame Leben und vertiefen die Beziehung zwischen Ihnen und Ihrem Baby. Legen Sie auch immer wieder ruhige und gemütliche Kuschelstündchen ein, etwa nach dem Wickeln. Dabei kommen Sie auch selbst zur Ruhe.

Genies im Kleinformat

Für viele Wissenschaftler gilt es heute als unstrittig, dass sowohl Babys als auch ihre Eltern viele angeborene Fähigkeiten besitzen, die ihnen das Ankommen und Zueinanderfinden auf dieser Welt erleichtern ▸ **siehe Seite 15**. Studien, die zu diesem Thema durchgeführt wurden, kamen zu verblüffenden Ergebnissen: Neugeborene und wenige Monate alte Babys sind keinesfalls die hilflosen und unfertigen Schreihälse, als die sie leider auch heute noch viel zu häufig betrachtet werden.
Natürlich ist es nicht einfach, die jahrhundertealte Vorstellung vom unvermögenden Baby zu verändern: Es wird sicher noch eine Weile dauern, bis die wissenschaftlichen Erkenntnisse sich auch in der breiten Bevölkerung durchsetzen können. Denn noch immer geistert das Bild vom »dummen ersten Vierteljahr« in vielen Köpfen herum. Hier liegt auch ein besonderes Anliegen dieses Buches: Es möchte dazu beizutragen, dass dieses Vorurteil endlich widerlegt wird.

Was Babys schon können

Scheinbar ist es völlig hilflos, doch in Wirklichkeit verfügt ein Neugeborenes schon über erstaunliche Fähigkeiten. Einige davon sichern sein Überleben. Neben diesen biologischen verfügt Ihr Baby aber auch schon über soziale Kompetenzen: Es kann durch Blicke, Gesten und Laute Kontakt zu anderen Menschen aufnehmen. Das bedeutet unter anderem, dass Sie vom ersten Tag an mit Ihrem Kind spielen können und nicht erst, wenn es laufen und sprechen kann.

Biologische Fähigkeiten: Können, um zu überleben

Die Natur hat Babys mit einigen grundlegenden biologischen Kompetenzen ausgerüstet. Sie ermöglichen dem Neugeborenen zum Beispiel das Atmen und die Nahrungsaufnahme. Nach der Geburt werden hohe Ansprüche an den kleinen Körper gestellt: Im Mutterleib wurde das Ungeborene über die Nabelschnur von der Mutter mit Sauerstoff versorgt. Sofort nach der Geburt kann das Baby mit seinem ersten Atemzug selbstständig Sauerstoff aufnehmen. Ähnliches gilt für den Umgang mit der Schwerkraft: Ihr Baby kann von Anfang an gut mit der Erdanziehungskraft umgehen und sich

INFO

WAS BEDEUTET LERNEN?

Lernen ist niemals ein reines Nachahmen. Es beruht auf Erfahrungen, die uns dabei helfen, uns auf die Gegebenheiten des Lebens und die Anforderungen der Umwelt einzustellen. Die Anlage zum Lernen und Forschen bringt ein Neugeborenes bereits mit.

sofort entsprechend geschickt bewegen. Nach dem langen Zustand der Schwerelosigkeit im Fruchtwasser ist das keineswegs eine leicht zu meisternde Aufgabe!
Auch seine Ernährung muss das Neugeborene nun entscheidend umstellen. Die Nabelschnur versorgt es nicht länger, von nun an muss es sich selbst anstrengen, um an seine Nahrung zu kommen: Es muss saugen und dabei auch noch das Schlucken und Atmen koordinieren. Und auch die Körpertemperatur ist nicht länger automatisch optimal: In den vergangenen Monaten befand das Baby sich im wohltemperierten, immer gleichmäßig warmen Fruchtwasser, jetzt muss es seine Temperatur selbst halten und regulieren. Dazu ist der Babykörper dank seines inneren »Thermostats« in der Lage.

Soziale Kompetenz: wie Babys Kontakt aufnehmen

Neben diesen biologischen Fähigkeiten verfügt Ihr Baby von Anfang an auch schon über soziale Kompetenzen. Es kann also den sozialen Kontakt zu anderen aufbauen, aufrechterhalten und beenden.
Als Mittel der Wahl dient dazu im ersten Lebensjahr das Schreien. Es ist für Ihr Baby eine der ersten Möglichkeiten sich bemerkbar zu machen, seine Bedürfnisse und Gefühle zu äußern und Kontakt zu Ihnen aufzunehmen. Erstaunlich schnell lernt Ihr Kind, dass es durch verschiedene Arten zu schreien, unterschiedliche Dinge erreichen kann: Es bekommt Nahrung, findet Nähe oder erhält trockene Windeln. Und auch Sie als Eltern lernen bald die Signale Ihres Babys richtig zu deuten.
Haben Sie keine Angst, wenn Sie in den ersten Wochen noch nicht bei jedem Pieps genau wissen, was Ihr Baby braucht – Sie werden mit der Zeit immer sicherer im Umgang mit Ihrem Kind. In jedem Fall sollten Sie gründlich nach der Ursache forschen. Schreit Ihr Kind sehr viel und scheint auch auf Ihrem Arm, in einer Tragehilfe oder trotz häufigem Anlegen untröstlich, ohne dass Sie einen Grund dafür herausfinden können, sollten Sie Hilfe bei einem Experten suchen ▸ **siehe Seite 13**.

GRÜNDE FÜR BABYWEINEN

Es gibt viele Gründe, aus denen ein gesundes Baby schreit. Meistens steckt eine der folgenden Ursachen dahinter:

- Es ist müde.
- Es ist hungrig.
- Ihm ist zu warm oder zu kalt.
- Es hat Blähungen oder Schmerzen.
- Seine Windel ist voll und nass.
- Ihm ist langweilig.
- »Mir reicht es!« Es ist überreizt.
- Seine Kleidung drückt.
- Es möchte kuscheln und braucht Nähe.
- Mama oder Papa sind gestresst.
- Es hat sich erschreckt.
- Es durchläuft gerade einen neuen Entwicklungsschritt.

Bindung herstellen

Bindungen zu anderen aufzubauen ist ein angeborenes Grundbedürfnis und sichert das Überleben eines Menschen ▸ **siehe Seite 17**. Ein neugeborenes Baby verfügt neben dem Schreien über weitere Fähigkeiten, um Kontakt aufzunehmen: Die meisten Eltern sind überrascht, wie aufmerksam ihr Kind sie gleich nach der Geburt ansieht. Dieser wache Bewusstseinszustand ist eine der ersten Fähigkeiten des Babys. Er hilft ihm, Kontakt zu Mutter und Vater aufzunehmen und die Bindung zu vertiefen. Das geschieht zum Beispiel auch über Nachahmung. Sicher haben Sie das Bild schon einmal gesehen: Eine Mutter streckt ihrem Kind die Zunge raus – und das Baby antwortet mit derselben Mimik! Das ist keineswegs eine Unverschämtheit: Immer wenn Ihr Baby Sie nachahmt, versucht es mit Ihnen in Kontakt zu treten.

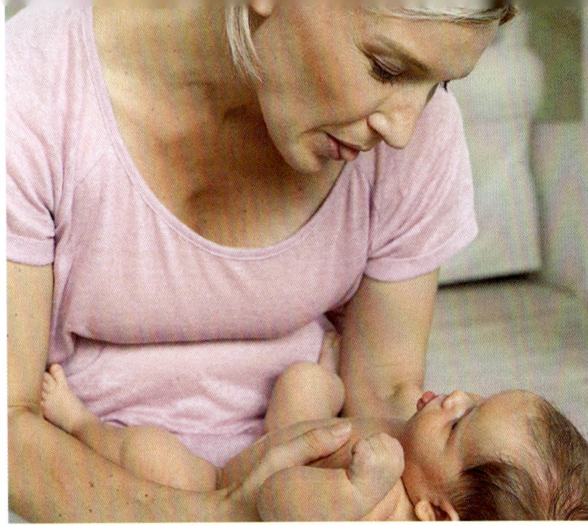

Keine Frechheit, sondern Nachahmung: Ein Baby streckt wie seine Mama die Zunge heraus.

TIPP

HOLEN SIE SICH EXPERTENHILFE BEI REGULATIONSSTÖRUNGEN

Ihr Baby schreit oft ohne erkennbaren Grund und lässt sich nur schwer beruhigen? In manchen Fällen kann eine sogenannte Regulationsstörung die Ursache sein: Denn auch wenn es im Zimmer laut ist, kann ein müdes Baby in der Regel problemlos einschlafen. Es ist fähig zur Selbstregulation, das heißt zur Wiederherstellung seines eigenen Gleichgewichts. Aus mehreren Gründen kann ein Baby diese Fähigkeit verlernen oder gar nicht erst entwickeln. Rat und Hilfe finden Sie zum Beispiel in der Sprechstunde für Schreibabys von Frau Dr. Papousek im Kinderzentrum München (Adresse ▸ **siehe Seite 123**). Die Kinderärztin und Psychologin gehört zu den bekanntesten Fachleuten auf dem Gebiet der frühkindlichen Regulationsstörungen. Sie rief die Initiative in München ins Leben, die heute eine zentrale Anlaufstelle für betroffene Eltern und Babys ist.

Jetzt ist Schluss – wie Babys sich abschotten

Unterhaltung im Flüsterton, auf Strümpfen durch die Wohnung schleichen, jedes überflüssige Geräusch vermeiden: Beim ersten Kind versuchen Eltern oft, in der Wohnung möglichst vollkommene Stille zu wahren – bei Zweit- und Drittgeborenen ist das ohnehin nicht mehr möglich. Die Winzlinge können sich jedoch meist ganz gut selbst »abschotten«, wenn es ihnen zu viel wird: Sie beenden den Blickkontakt, wenden die Augen ab und schlafen ein, sobald sie müde sind ▸ **siehe Seite 50**.

Ein gelungener Start

Damit sich die natürlichen Kompetenzen des Babys und der Eltern optimal entfalten können, sollten die Ausgangsbedingungen möglichst günstig sein. Der Geburtsverlauf spielt dabei eine ebenso große Rolle wie das möglichst unmittelbare und ungestörte Kennenlernen direkt nach der Geburt. Das sogenannte Bonding legt den ersten Grundstein für eine liebevolle und tragfähige Eltern-Kind-Bindung. Auch ausschließliches Stillen, ausgedehnter Körperkontakt und häufiges Tragen sind wichtige Bausteine für eine stabile Bindung. Nach einer anstrengenden Geburt kann es sein, dass das Baby nicht gleich so wach und aufnahmefähig ist. Auch die Mutter braucht oft Zeit und Ruhe, um sich ihrem Neugeborenen ganz zuwenden zu können. Eine besondere Situation ist es auch, wenn ein Baby mit einer Behinderung zur Welt kommt. Wichtig ist jedoch: Auch wenn der Start ins gemeinsame Leben nicht so sein konnte, wie Sie es sich erträumt hatten: Wie Sie die Beziehung zu Ihrem Kind gestalten, liegt in Ihrer Hand.

Babys können überall schlafen: Wird es ihnen zu viel, wenden sie sich ab und schlafen ein.

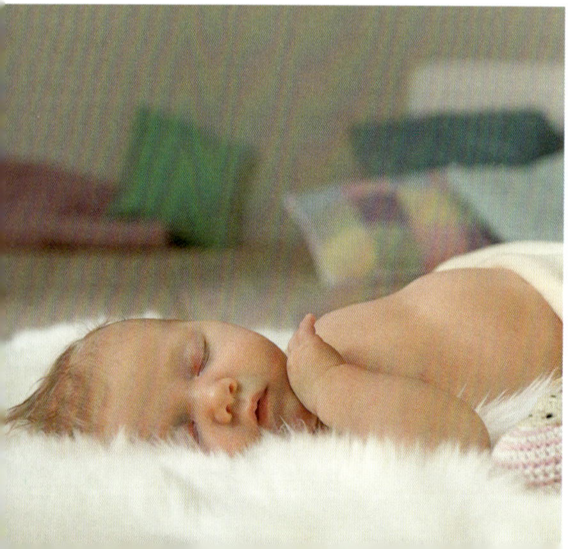

INFO

GESEGNETER BABYSCHLAF

Sogar bei turbulentem Treiben der Geschwister können Kinder im gleichen Zimmer einschlafen. Es ist daher meist nicht nötig, die älteren Geschwister zu besonderer Ruhe zu ermahnen oder das Baby zum Schlafen in ein anderes Zimmer zu bringen.

Gute Eltern – ganz natürlich

Ebenso wie die Babys sind auch die Eltern von Anfang an kompetent auf ihrem »Gebiet«. Das ist das Ergebnis wissenschaftlicher Untersuchungen. Verschiedene Studien haben gezeigt, dass Eltern in den meisten Fällen die Bedürfnisse ihres Neugeborenen erkennen, wenn sie sich auf ihre natürlichen Instinkte verlassen. Sie nehmen die Signale des Babys wahr – und antworten richtig darauf. Damit wiederum geben sie ihrem Kind das sichere Gefühl, etwas bewirken und sich selbst Trost, Zuspruch und Geborgenheit verschaffen zu können.

Intuitive Kompetenz statt Erziehungskonzept

Aber warum sind dann so viele Eltern im Umgang mit ihrem Kind verunsichert? Das liegt sicher nicht zuletzt daran, dass Eltern seit den 60er Jahren des letzten Jahrhunderts mit den unterschiedlichsten Erziehungskonzepten und -stilen konfrontiert worden sind. Die jeweils vorgeschlagenen Methoden, die einander teilweise völlig widersprechen, lösen oft Unsicherheit und Orientierungslosigkeit aus. Deshalb gehen wir in diesem Buch einen anderen Weg.

Mütter und Väter sind kompetent, sie wissen in der Regel, was ihr Baby ihnen sagen will. Eltern brauchen dafür aber Zeit: um ihr Baby zu beobachten, seine Signale zu deuten und schließlich auch richtig darauf zu reagieren. Die Spiel- und Bewegungsanregungen des Prager-Eltern-Kind-Programms (PEKiP) geben Müttern und Vätern Möglichkeiten, ihr Baby zu beobachten und auf seine Äußerungen zu reagieren. Ob zu Hause oder in einer PEKiP-Gruppe: Nehmen Sie sich möglichst viel Zeit, um Ihr Baby in Ruhe kennenzulernen!

WICHTIG

INTUITIVE ELTERNKOMPETENZ STATT REAKTIONEN AUS DEM AFFEKT

Die meisten Eltern reagieren im Normalfall intuitiv passend auf die Signale ihres Kindes. Trotzdem ist nicht automatisch alles richtig, was Eltern machen. Es lohnt sich daher, immer mal wieder kurz innezuhalten und über das eigene Verhalten nachzudenken: »Ist es der gesunde Menschenverstand, der mich leitet oder erlerntes Verhalten aus der eigenen Kindheit?« Aus dem Affekt heraus Ohrfeigen zu verteilen, ist zum Beispiel kein Zeichen von intuitiver Elternkompetenz. Ein Kind zu trösten, das sich in seinem Bettchen verlassen fühlt, dagegen schon.

Was Eltern alles richtig machen

Menschen sind biologisch so »programmiert«, dass sie von Angang an richtig auf die Signale ihres Neugeborenen reagieren. Und auch Babys wissen von Geburt an, wie sie mit ihren Eltern in Kontakt treten können. Schon mit der Geburt bestehen also die besten Voraussetzungen dafür, miteinander in einen fruchtbaren Dialog zu treten, von dem sowohl Eltern als auch Kinder vom ersten Tag an profitieren. Dies bestätigen viele wissenschaftliche Studien, die zum Thema Eltern-Kind-Bindung durchgeführt wurden. Beobachtungen ergaben, dass die meisten Eltern ihr Baby instinktiv in einem Abstand von 20 bis 25 Zentimetern zu ihrem Gesicht halten, wenn sie es im Arm haben, mit ihm sprechen, es füttern oder stillen. Das ist genau die Entfernung, in der ein Säugling in den ersten Tagen seines Lebens Konturen und Farben am besten erkennen kann.

INFO

HELLE TÖNE

Eltern sprechen genau richtig mit ihren Babys: Neugeborene haben eine Vorliebe für hohe Stimmen, wie viele Untersuchungen belegen. Schon kleine Kinder von zwei oder drei Jahren verwenden die höhere Stimmlage, wenn sie ein Baby ansprechen!

Und auch der Lage des Kindes passen Eltern sich an: Wenn das Baby den Kopf zur Seite dreht, vollziehen sie diese Bewegung spiegelbildlich mit. Die Bewegungen der Mutter oder des Vaters richten sich dabei nach denen des Kindes und schaffen so die Voraussetzungen dafür, dass es den Kontakt mühelos aufrechterhalten kann. Nicht nur das Baby ahmt Mama und Papa nach ▸ siehe Seite 13, sondern auch die Eltern ihr Kind. Auch viele Lautäußerungen des Babys werden von den Eltern intuitiv wiederholt. Das geschieht ebenfalls nicht grundlos: So entsteht vom ersten Tag an ein frühes Gespräch zwischen Mutter, Vater und Kind – die beste Sprachförderung, die ein Kind überhaupt bekommen kann.

IHR BABY SPÜRT, IN WESSEN ARMEN ES LIEGT

Wenn eine Mutter ihr Baby im Arm hält, beginnt sie automatisch das Kleine in einem gleichbleibenden Rhythmus zu schaukeln. Dabei streichelt sie ihr Baby oder klopft ihm immer auf die selbe Art und Weise sanft den Rücken. So lernt das Kind seine Mutter kennen. Und natürlich auch den Vater: Er hat eine andere individuelle Art im Umgang mit seinem Kind. Dadurch können Neugeborene schon bald vertraute von fremden Personen unterscheiden ▸ siehe Seite 13.
Ganz intuitiv benutzen Eltern außerdem eine höhere Stimmlage, wenn sie sich mit ihrem Baby unterhalten. Sie sprechen lang-

sam und betont mit veränderter Sprachmelodie und einer höheren Stimmlage (sogenannter »Babytalk«).

Bindung im ersten Lebensjahr

Wissenschaftliche Untersuchungen belegen, dass frühe Bindungserfahrungen mit den ersten Bezugspersonen die Grundlage für alle späteren Beziehungen bilden. Neugeborene bringen instinktive Verhaltensweisen mit, um ihr Grundbedürfnis nach Bindungen zu anderen Menschen zu erfüllen. Eine stabile Bindung an vertraute Personen gibt Babys die nötige Sicherheit, um voller Neugier die Welt zu erkunden.

Bindung ist ein emotionales Band, das Menschen auf besondere Weise miteinander verbindet. Früher gingen Wissenschaftler davon aus, dass dieses Band nur zwischen der leiblichen Mutter und ihrem Baby entstehen kann. Neue Forschungsergebnisse belegen, dass Babys sich an zwei bis drei liebevoll zugewandte Personen binden können und ihnen das sogar gut tut.

BINDUNG ENTSTEHT DURCH KONTAKT

Um Kontakt aufzunehmen und bei den Eltern ihrerseits »Bindungsantworten« auszulösen, haben Babys vom ersten Tag an ein großes angeborenes Repertoire an »Bindungsverhalten«: Sie weinen, schreien, rufen, klammern sich fest, suchen, nehmen Blickkontakt auf, folgen den Bewegungen der Eltern mit den Augen und protestieren, wenn man sie allein lässt oder wenn es ihnen nicht gut geht. Beobachten Sie Ihr Baby aufmerksam: Aus welchem Grund weint es? Ist es müde oder hungrig ▸ **siehe Seite 12**? Auch das aktuelle Alter des Babys spielt eine Rolle: Mit einem Monat hat ein Kind andere Bedürfnisse als mit elf Monaten.

Um eine liebevolle Bindung herzustellen, haben Eltern unzählige Möglichkeiten, sensibel zu »antworten«: Sie können ihr Baby auf den Arm nehmen, es im Tragetuch tragen, es schaukeln, streicheln, beruhigend und tröstend mit ihm sprechen, ihm etwas vorsingen und vieles mehr.

INFO

PHASEN DER BINDUNG

- In der »Vorphase« der ersten Wochen richtet das Baby Signale an jeden und reagiert auf jeden. Bezugspersonen lernt es aber schon nach kurzer Zeit von anderen zu unterscheiden ▸ **siehe Seite 13.**
- Ab dem dritten Monat beginnt es, unbekannte von bekannten Personen zu unterscheiden.
- Etwa im achten Monat werden bekannte Personen bevorzugt und fremde unter Weinen oder Anklammern abgelehnt (die sogenannte »Achtmonatsangst«).

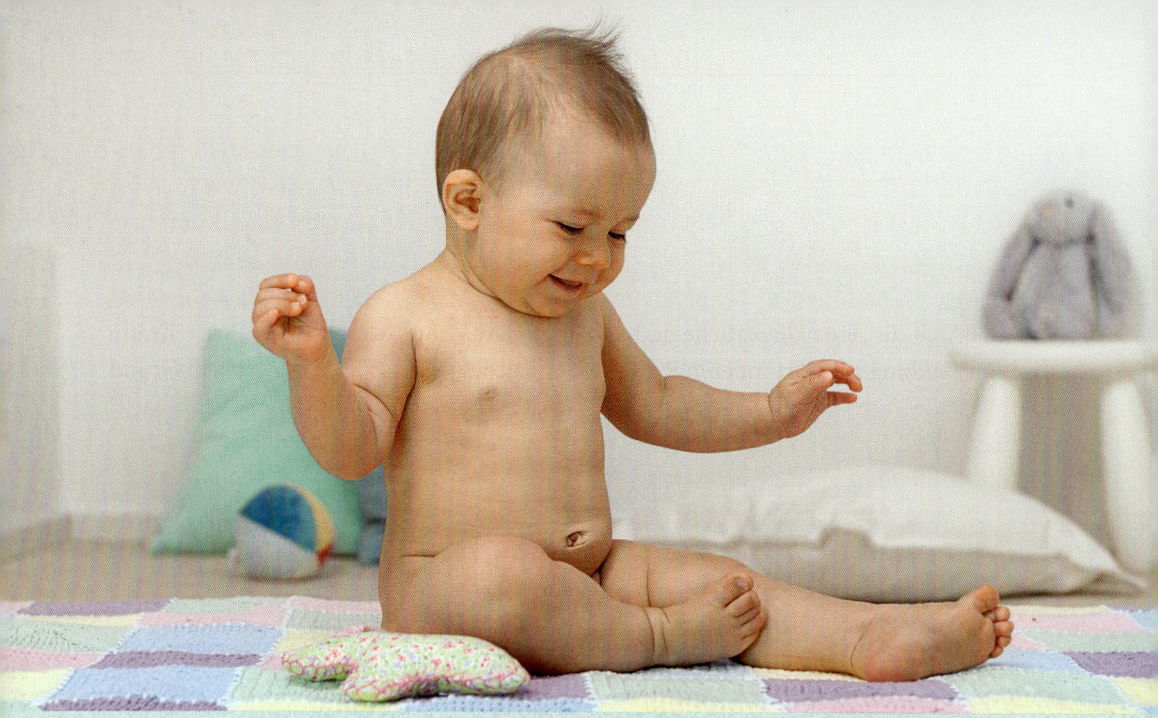

DAS ERSTE JAHR: ENTWICKLUNG IN RIESENSCHRITTEN

»Entwickelt sich mein Kind normal?« – Die wohl am häufigsten gestellte Frage beim Kinderarzt kann in den allermeisten Fällen mit einem klaren »Ja!« beantwortet werden. Ein Glück! Doch die Ansichten Außenstehender verunsichern viele Eltern immer wieder aufs Neue: »Was, dein Kind sitzt noch nicht? Ist es schon sauber? Spricht es Zwei-Wort-Sätze? Denkst du, es ist normal, dass euer Baby so ruhig ist?« Es ist schon erstaunlich, wie viel Verwandte, Bekannte oder Fremde plötzlich über Entwicklungspsychologie zu wissen scheinen und darüber, wie sich ein gesundes Kind entwickeln sollte. Lassen Sie sich von den Ansichten dieser selbsternannten Experten nicht verunsichern! Und wenn Sie wirklich Zweifel haben, ob Ihr Kind sich altersgemäß entwickelt, sprechen Sie am besten mit Ihrem Kinderarzt darüber.

Entwicklung – was heißt das?

Heute ist man sich einig, dass die Entwicklung eines Kindes sowohl von den Genen als auch von der Umwelt abhängig ist. Ein Neugeborenes bringt für seine körperliche und geistige Entwicklung eine Art inneren Plan mit, also gewisse Veranlagungen. Darüber hinaus muss das Baby von Anfang an liebevoll in seiner Entwicklung begleitet werden. Die gesamte Umwelt, in die ein Kind hineingeboren wird, spielt eine große Rolle – ganz besonders die Haltung der Eltern. Neben Nahrung und Pflege braucht das Baby vor allem das Gefühl, geborgen und angenommen zu sein. Nur so entsteht Urvertrauen als Basis für eine gesunde Entwicklung.

Keine Regel ohne Ausnahme!

Die Entwicklung eines Babys verläuft meist in einer ganz bestimmten Reihenfolge. Das heißt, es gibt eine Art »vorbestimmten« Ablauf der einzelnen Entwicklungsschritte, an den sich etwa 87 Prozent aller Babys halten. Die anderen 13 Prozent überspringen manche Entwicklungsstufen oder erreichen sie erst später, also in einer anderen Reihenfolge als andere Babys. Sollte das bei Ihrem Kind der Fall sein, ist das in der Regel kein Grund sich Sorgen zu machen!

Bei der Auswahl der passenden Anregungen für das gemeinsame Spiel kommt es daher weniger darauf an, wie alt Ihr Baby gerade ist, sondern vielmehr darauf, auf welchem Entwicklungsstand es sich befindet.

Wählen Sie aus den verschiedenen Bewegungsanregungen in diesem Buch ▸ **siehe Seite 47** immer diejenigen aus, die dem aktuellen Können Ihres Babys entsprechen – auch wenn es vielleicht einige Wochen älter oder jünger ist, als angegeben wird. Darüber hinaus wird Ihr Kind sicher einige Anregungen zu Lieblingsspielen auswählen, die lange spannend bleiben ▸ **siehe Seite 66**.

WICHTIG

VORSORGEUNTERSUCHUNGEN IN DEN ERSTEN ZWÖLF MONATEN

Im ersten Lebensjahr gibt es mehrere Vorsorgeuntersuchungen, bei denen der Kinderarzt überprüft, ob sich Ihr Kind gesund entwickelt. Sie haben dabei auch die Gelegenheit, dem Arzt Fragen zu stellen, die Ihnen am Herzen liegen.

- U1: gleich nach der Geburt
- U2: 3. bis 10. Lebenstag
- U3: 4. bis 6. Lebenswoche
- U4: 3. bis 4. Lebensmonat
- U5: 6. bis 7. Lebensmonat
- U6: 10. bis 12. Lebensmonat

Freiräume geben – Grenzen setzen

Eine weitere Voraussetzung für die gesunde Entwicklung des Kindes ist, dass es vielfältige Erfahrungen sammelt. Es braucht beispielsweise das Erlebnis, dass es selbst etwas bewirken kann: Welch ein Lernerfolg für das kleine Baby, wenn durch sein Ziehen an einer Schnur ein Lied aus der Spieluhr tönt! Neben der Freiheit sich zu entfalten braucht Ihr Kind aber auch klare Grenzen, in denen es sich bewegen darf. Man kann das Klo nun mal nicht mit der Zahnbürste putzen! Auch wenn Ihr Kind Sie damit nicht ärgern möchte, sondern Sie lediglich nachahmt und auf diese Weise etwas lernen will. Den Unterschied zwischen einer Zahn- und einer WC-Bürste kann es jedoch noch nicht erkennen – es ist Ihre Aufgabe, Ihrem Kind geduldig, liebevoll und gleichzeitig konsequent solche »Feinheiten« zu erklären – und den Humor dabei nicht zu verlieren.

So macht Ihrem Kind das Lernen Spaß

Neben den Anlagen, die ein Baby mitbringt, und der Umwelt, in der es aufwächst, hängt seine individuelle Entwicklung auch von seinen eigenen Motiven und Bedürfnissen ab. Denn schon ein Baby hat eine eigene Motivation, den inneren Drang sich zu entwickeln. Es möchte möglichst selbstständig in den Bereichen sein, in denen es etwas kann. Wenn es zum Beispiel gelernt hat, feste Nahrung zu kauen und zu beißen, wäre es nicht sinnvoll, ihm weiterhin alles fein zu pürieren. Das Kleine möchte verständlicherweise von seinen neuen Fähigkeiten, in diesem Fall vom Kauen, Gebrauch machen. So wird auch sein Selbstwertgefühl gestärkt, denn es erkennt: »Ich kann es selbst!«

Ein guter Start

Ihr Neugeborenes bringt in dieses Leben bereits viele Fähigkeiten und die Bereitschaft zum Lernen mit. Jetzt kommt es auf Sie an! Denn jedes Baby braucht die Hilfe von fürsorglichen Erwachsenen, um sich zu einem ausgeglichenen, glücklichen, liebenswerten und liebevollen Menschen entwickeln zu können. Ihm diese angemessene »Entwicklungshilfe« zu geben ist eine ebenso verantwortungsvolle wie schöne Aufgabe für junge

WICHTIG

VERBOTE SORGSAM DOSIEREN

Finden Sie im Familienalltag eine gesunde Balance zwischen Erlauben und Verbieten – Ihr Kind braucht beides. Kinder, denen zu wenige Freiräume zugestanden werden, fällt es schwer, eigene Erfahrungen zu sammeln. Umgekehrt kennen Kinder, denen alles erlaubt wird, viele wichtige soziale Regeln nicht.

Eltern. Sie wachsen gemeinsam mit ihrem Kind in diese Aufgabe hinein: von Unsicherheit zu Sicherheit, von inniger Bindung zur langsamen Loslösung.

Zwölf spannende Monate

Kaum zu glauben, dass aus dem winzigen Neugeborenen mal ein »richtiges« Kind wird, das schon in einem Jahr die ersten freien Schritte probiert und mit ausgebreiteten Armen auf Sie zuläuft. Ein beeindruckender Unterschied! Es ist faszinierend, wie rasant sich ein Kind im ersten Lebensjahr entwickelt. Nie mehr im Leben geht die Entwicklung so schnell voran wie in diesem ersten Jahr. Nur im Mutterleib verlief sie noch schneller. Dies betrifft nicht nur den motorischen Bereich, sondern ebenso die geistigen und sozialen Fähigkeiten.

Rasant oder bedächtig – jedem Baby sein Tempo

Wie verläuft nun die Entwicklung in der Regel? Was ist normal? Auf den folgenden Seiten finden Sie Orientierungshilfen zu den einzelnen Phasen. Weicht Ihr Baby in seiner Entwicklung leicht von diesen Angaben ab, ist dies kein Grund zur Sorge, da sich nicht alle Kinder im gleichen Tempo entwickeln. Eltern vergleichen ihr Baby gern mit anderen Kindern. Aber behalten Sie dabei im Hinterkopf, dass schon bei acht Monate alten Babys die Unterschiede enorm sein können: Während das eine Baby robbt und erste Krabbelversuche unternimmt, krabbelt das nächste vielleicht schon wild durch die Wohnung und versucht sich an der Tischkante hochzuziehen. Und ein weiteres Baby »schwimmt« auf dem Bauch und versucht in den Vierfüßlerstand zu kommen. Alle Babys sind gleich alt, jedes kann etwas anderes – und alle drei sind normal entwickelt!
Statt sich unnötig zu sorgen, weil ihr Baby irgendetwas noch nicht kann, sollten Eltern lieber darauf achten, welche Fähigkeiten ihr Kind schon entwickelt hat. Denn schon kleine Kinder haben ganz unterschiedliche Vorlieben. So spielen zum Beispiel Babys, die die Welt am liebsten liegend betrachten, gern mit ihren Händen und registrieren alles, was sie in ihrer Umgebung sehen. Diese kleinen »Gucker« können ihre Finger oft erstaunlich geschickt bewegen und schon bald ihre Hände gut benutzen.

Ganz normal: Die Babys sind gleich alt, können aber ganz unterschiedliche Dinge.

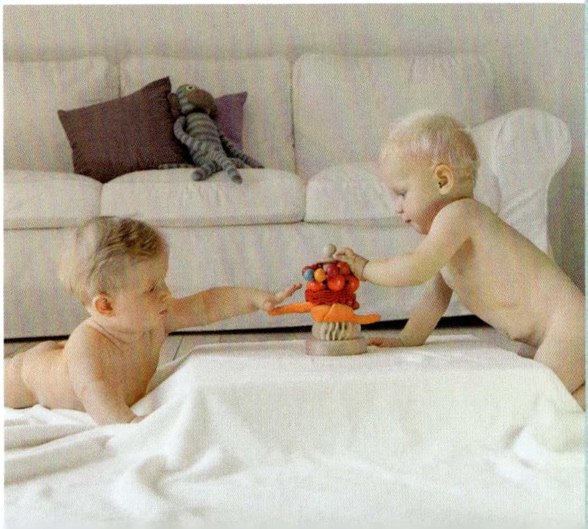

Krabbeln, sitzen, laufen – ein Baby hat viel zu tun!

Die meisten Babys lernen vor dem Sitzen das Robben beziehungsweise Krabbeln ▸ siehe Seite 31. Legen Sie Ihr Kind oft im wachen Zustand auf den Bauch, denn aus der Bauchlage heraus versuchen Babys in den Hand-Knie-Stand zu kommen. Dann wippen sie in dieser Position häufig mehrere Wochen hin und her, bevor sie koordiniert krabbeln: die rechte Hand nach vorn, das linke Bein angezogen und umgekehrt. Dieser Bewegungsablauf trainiert das Zusammenspiel der Gehirnhälften und ist unter anderem wichtig fürs spätere Schreiben- und Lesenlernen. Aus der Krabbelposition

WICHTIG

SETZEN SIE IHR BABY BITTE NICHT ZU FRÜH HIN

- Setzen Sie Ihr Kind bitte erst dann hin, wenn es bereits aus eigener Kraft in die sitzende Position kommt und ohne Hilfe sicher sitzen kann, wie auf den Seiten 28 und 31 beschrieben.
- Wenn Sie Ihr Baby vor der Krabbelphase hinsetzen, schadet das seinem Rücken, erst recht wenn Sie ihn noch mit Kissen abstützen. Es können sich Haltungsschäden entwickeln, die Ihrem Kind im späteren Leben – während der Schulzeit oder als Erwachsener – Probleme bereiten.
- Wenn Sie Ihr Kind hinsetzen, bevor es das allein kann, tun Sie sich auch selbst keinen Gefallen: Hat das Baby genug vom starren Sitzen, beginnt es zu jammern und Sie müssen es wieder aus der Haltung befreien. Dagegen finden Kinder, die das Sitzen allein und in ihrem Tempo gelernt haben, den Weg auch wieder zurück, ohne Jammern und ohne Ihre Hilfe. Das fördert die Eigenständigkeit Ihres Kindes und gibt ihm Selbstvertrauen.
- Setzen Sie Ihr Baby auch auf keinen Fall in den Fahrradsitz, bevor es selbstständig sitzen kann. Durch die Erschütterungen während der Fahrt kann das noch sehr empfindliche Rückgrat Schaden nehmen.
- Im Autokindersitz sollte Ihr Baby ebenfalls nicht für längere Zeit bleiben. Babyschalen sind als sicheres Transportmittel im Auto unverzichtbar, aber für zu Hause sind sie nicht geeignet. Schon gar nicht als Sitzgelegenheit auf dem Tisch oder einem anderen erhöhten Platz, von dem das Baby herunterfallen könnte.

ziehen sich viele Kinder an Gegenständen hoch. Aus dem Hand-Knie-Stand kommen sie auch zum Sitzen und schließlich mithilfe von Möbeln zum Stehen und Laufen.

Die ersten drei Monate

Ihr Kind kommt mit vielen sogenannten reflektorischen Reaktionen auf die Welt. Es kann sie anfangs nicht bewusst steuern, das gelingt ihm erst mit der Zeit: So entwickelt sich zum Beispiel aus dem Greifreflex des Neugeborenen nach und nach die Fähigkeit, bewusst nach einem Spielzeug zu greifen.
In der Entstehungsgeschichte des Menschen sicherten verschiedene Reflexe sein Überleben. Zu den wichtigsten angeborenen Reflexen gehören die Saug- und Schluckreaktionen, die ein gesundes Baby schon bei der ersten Nahrungsaufnahme beherrscht. Sie sorgen dafür, dass das Baby sich nicht an der Muttermilch verschluckt, sondern das diese wie vorgesehen im Magen landet. Eng verbunden damit ist der sogenannte Suchreflex: Spürt das Baby eine Hand oder die Brustwarze der Mutter an seiner Wange, wendet es suchend das Köpfchen in die Richtung, in der es die Nahrungsquelle vermutet.
Auch der Greifreflex ist angeboren. Berührt man die Handinnenfläche eines Säuglings mit dem Finger, umschließt er ihn mit seiner kleinen Hand. Die Füße reagieren übrigens in ähnlicher Weise: Beim Berühren der Ferse spreizen sich die Zehen, beim Berühren des Fußballens, krümmen sie sich.
Erschrickt ein Baby, etwa durch einen lauten Knall oder eine plötzliche Lageveränderung, breitet es unwillkürlich Arme und Beine aus, um sie sofort danach eng an den Körper zu ziehen und sich selbst zu umklammern.
Dieses Verhalten beruht auf dem sogenannten Moro-Reflex.

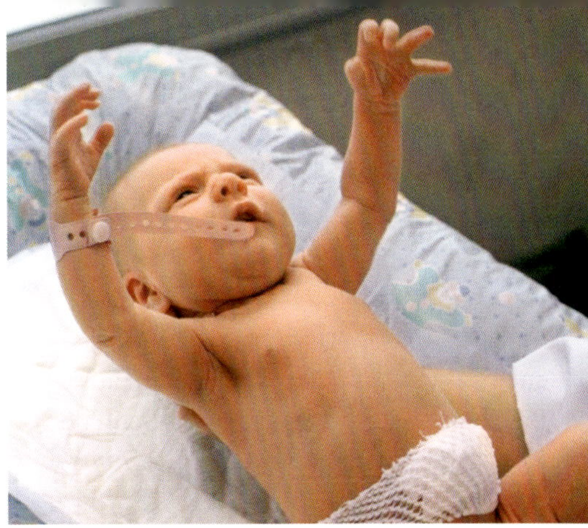

Der Moro-Reflex tritt auf, wenn das Baby erschrickt, etwa durch schnelle Bewegungen.

INFO

REFLEXE ALS STARTHILFE

Neugeborenenreflexe werden nach einigen Wochen und Monaten zugunsten höherer Hirnfunktionen unterdrückt. So wäre etwa das Laufenlernen nicht möglich, wenn sich die Zehen bei Bodenkontakt im Fußgreifreflex nach innen krümmen würden.

Auch die Schreitreaktion ist ein angeborener Reflex: Umfasst man das Neugeborene unter den Achseln und hält es so, dass seine Füßchen die Unterlage berühren, macht es automatische Schrittbewegungen.
Sie werden auch beobachten, dass Ihr Neugeborenes Kriechbewegungen macht und sogar etwas vorankommt, sobald man es auf den Bauch legt. Hierbei handelt es sich um das durch einen Reflex ausgelöste Kriechen (reflektorisches Kriechen).

Auf dem Rücken liegend alles im Blick

Im ersten Monat liegt ein Baby asymmetrisch auf dem Rücken: Nase, Nabel und Schambein bilden keine Linie. Arme und Beine sind angewinkelt. Dabei ist das Baby die ganze Zeit bemüht, seinen Körper mit sogenannten »massenhaften Bewegungen« im Gleichgewicht zu halten.
Mit zwei Monaten kann es seinen Kopf für kurze Zeit so halten, dass es gerade nach oben schaut, wenn es auf dem Rücken liegt. Am Ende des dritten Monats können die meisten Babys mit geradem Rumpf auf dem Rücken liegen. Dabei blicken sie nach oben und spielen oft mit ihren Händen. Jetzt reagieren die Kleinen nicht mehr so schreckhaft auf laute Geräusche, der Moro-Reflex ▸ **siehe Seite 23** lässt deutlich nach.

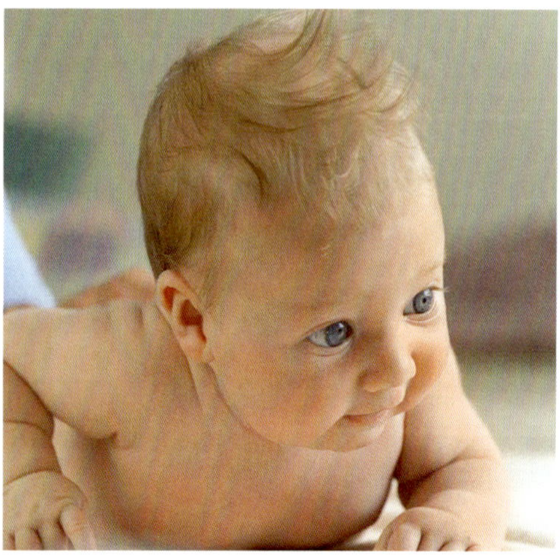

Den Kopf zu heben ist anfangs sehr anstrengend. Aber mit drei Monaten klappt es meist.

Bäuchlings die Welt entdecken

Das Neugeborene liegt auch in Bauchlage noch recht »schief«, also asymmetrisch. Seine Arme und Beine sind gebeugt, die Hände geschlossen und der Kopf liegt auf einer Wange. Das Baby kann den Kopf kurz heben und nach beiden Seiten drehen. Gegen Ende des zweiten Monats kann Ihr Kind seinen Kopf schon etwas länger heben und mehr von der Umgebung sehen. Auch die Beine Ihres Babys sind jetzt nicht mehr so stark gebeugt wie am Anfang. Zum Ende des dritten Monats liegen viele Kinder mit geradem Rumpf auf dem Bauch und können den Kopf länger hochhalten, was aber noch sehr anstrengend ist. Dabei stützen sie sich auf die Unterarme, das Becken liegt flach auf. Vielen Babys fällt es anfangs sehr schwer, den Kopf in Bauchlage hochzuhalten, und

INFO

DIE BAUCHLAGE WILL GEÜBT SEIN

Seit mehreren Jahren wird den Eltern empfohlen, ihre Babys in Rückenlage schlafen zu lassen, um sie besser vor dem plötzlichen Kindstod zu schützen. Aus Angst lassen viele Eltern ihr Kind nun auch im Wachzustand nicht auf dem Bauch liegen. Später, wenn ihre Babys eigentlich schon bald ins Krabbelalter kommen könnten, klagen sie, dass ihre Kleinen nicht gern auf dem Bauch liegen und keine Anstalten zum Krabbeln machen. Seien Sie nicht übertrieben vorsichtig, damit würden Sie nur Ihr Kind in seiner Entwicklung bremsen. Solange Ihr Baby wach und munter ist und Sie in seiner Nähe bleiben können, dürfen Sie es ruhig auch die Bauchlage üben lassen!

fangen an zu weinen, sobald sie auf dem Bauch liegen. Geben Sie nicht auf! Oft hilft ein kleiner Zusatzanreiz Ihrem Baby dabei, die Anstrengung wenigstens für kurze Zeit zu vergessen. Zum Beispiel so: Legen Sie sich mit dem Gesicht zu Ihrem Kind ebenfalls auf den Bauch. Sprechen Sie mit ihm, zeigen Sie ihm ein kleines Spielzeug, lächeln Sie es an. Ihr Baby wird begeistert sein und nebenbei seine Muskulatur trainieren.

Ganz schön zupackend

Aufgrund des angeborenen Greifreflexes ballen die meisten Babys im ersten Monat ihre Hände zu Fäustchen. Aber sobald sie interessante Gegenstände besser fixieren können, versuchen sie mit geöffneten Händen danach zu greifen. Diese Bemühungen sind jedoch in der Regel trotz vollem Einsatz, bei dem die Babys ihren ganzen Körper mitbewegen, noch vergeblich.
Mit etwa drei Monaten lockern sich die kleinen Fäuste und Ihr Baby ballt die Händchen nur noch ab und zu, etwa wenn es sich angespannt oder ängstlich fühlt. Es betrachtet seine Hände nun sehr genau, spielt mit ihnen und steckt sie auch gern in den Mund.

Erste »Gespräche« führen

Streicheln, kuscheln, halten, anfassen: Der erste zwischenmenschliche Kontakt entsteht durch Berührung der Haut. Aber auch der direkte Blickkontakt ist für Ihr Baby in den ersten Lebenswochen und -monaten von großer Bedeutung: Einander anzuschauen ist ein erster Weg, um miteinander ins Gespräch zu kommen. Schon im Alter von wenigen Wochen hält Ihr Baby inne, wenn es im Abstand von 20 bis 25 Zentimetern ein Gesicht sieht ▸ siehe Seite 16.
Und noch einen Trumpf bringt Ihr Baby schon von Geburt an mit: Es lächelt. Anfangs passiert das völlig unbewusst. Aber das sogenannte Engelslächeln ist einfach bezaubernd! Im zweiten oder dritten Monat

tritt dann das erste soziale Lächeln auf. Es wird für Ihr Baby ein wichtiger Bestandteil des zwischenmenschlichen Kontakts – und die Erwachsenen schmelzen dahin, wenn das Baby zurücklächelt.
Im Alter von etwa zwei Monaten versucht sich Ihr Baby an Vokallauten wie »a« oder »ä«, die Sie als Eltern sicher automatisch wiederholen. Mit dem Nachsprechen unterstützen Eltern intuitiv die sprachliche Entwicklung ihres Babys.

MEIN PERSÖNLICHER TIPP

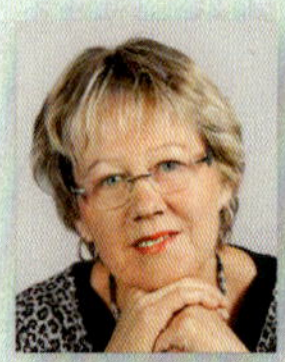

HAUTKONTAKT STÄRKT DIE BINDUNG
Babys brauchen viel »Vitamin Z(ärtlichkeit)« für ihre Entwicklung. Besonders förderlich ist viel Nähe, Haut an Haut. So nähren Sie Ihr Baby im doppelten Sinn: Stillen Sie es oder geben ihm die Flasche ab und zu in einem wohlig warmen Raum, während es nackt (oder nur mit Windel) auf Ihrem nackten Oberkörper liegt. Natürlich können Sie Ihr Kind und sich selbst dabei mit einer weichen Decke wärmen. Und auch Väter können auf diese Weise beim Fläschchengeben Haut an Haut die Bindung zu ihrem Kind stärken.

Nach den Vokallauten hören Sie das sogenannte Gurgeln oder Gurren: Das Baby bildet dabei hell klingende »r«-Ketten. Außerdem gibt es Kehllaute wie »e-che«, »ek-che«, »e-rrhe« von sich.

Wie Ihr Baby jetzt die Welt sieht

Früher ging man davon aus, dass Neugeborene noch gar nicht sehen können und diese Fähigkeit erst in den folgenden Wochen erwerben. Inzwischen ist aber das Gegenteil bewiesen: Babys können unmittelbar nach der Geburt nicht nur klar sehen, sondern sogar schon Farben unterscheiden. Besonders gern schauen Neugeborene alles an, was wie die Gesichter ihrer Eltern klare Umrisse hat. Auch gut erkennbare Gegenstände mit deutlich sichtbaren Hell-Dunkel-Kontrasten oder in kräftigen Farben sind bei den kleinen »Guckern« sehr beliebt. In einem Abstand von 20 bis 25 Zentimetern können Babys scharf sehen (▸ **siehe Seite 55** und Spielanregungen auf Seite 56).
Mit vier Wochen kann Ihr Baby einen Gegenstand konzentriert betrachten, es »fixiert« ihn. Kurze Zeit später folgen seine Augen einem Spielzeug, das von einer Seite zur anderen bewegt wird. Lassen Sie den Gegenstand dabei ganz langsam wandern. Hört Ihr Baby etwas, sucht es mit den Augen nach der Geräuschquelle, bis es mit etwa drei Monaten schließlich auch seinen Kopf in die Richtung drehen kann, in der es die Geräuschquelle vermutet.

DAS »PUPPENAUGENPHÄNOMEN«: KEIN GRUND ZUR SORGE

Viele Eltern sind verunsichert, wenn sie das Folgende bei ihrem Neugeborenen beobachten: Wird der Kopf des auf dem Rücken liegenden Babys zur Seite gedreht, etwa beim Ausziehen, bleiben die Augen kurz in der Mitte stehen und folgen erst mit einer kleinen Zeitverzögerung, also reflektorisch, zur Seite. Diese ganz normale Reaktion wird »Puppenaugenphänomen« genannt.

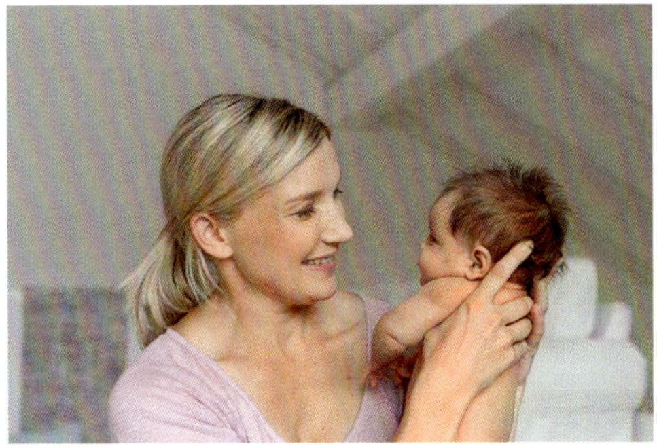

Intensiver Austausch: Neugeborene lieben den direkten Blickkontakt mit Vater oder Mutter.

Vom vierten bis zum sechsten Monat

Sie werden staunen, wie schnell die Zeit mit Ihrem Baby vergeht. Bevor Sie sich versehen, ist aus dem runzligen, kleinen Säugling ein rundliches, rosiges Baby geworden. Und es wächst nicht nur rasant, sondern lernt auch täglich etwas dazu!

Sitzen üben in Rückenlage

Mit vier Monaten hält Ihr Kind sein Gleichgewicht in Bauchlage immer besser, indem es sich auf seinen Unterarmen abstützt. Aus diesem sicheren Unterarm-Becken-Stütz kann es kurz darauf sogar einen Arm hochheben, um beispielsweise nach einem angebotenen Spielzeug zu greifen.

WICHTIG

WANN SIE MIT IHREM KIND ZUM ARZT GEHEN SOLLTEN

- Bei Saug- und Schluckschwierigkeiten oder starkem Erbrechen.
- Wenn Ihr Kind schrill schreit und dabei sehr unruhig ist.
- Wenn seine Hände gegen Ende des dritten Monats immer noch ständig zu Fäusten geballt sind.
- Wenn Ihr Baby mit drei Monaten Dinge nicht fixieren kann (wenn es Spielzeuge nicht länger anschaut, keinen Blickkontakt mit Ihnen aufnimmt).
- Wenn es am Ende des dritten Monats nicht mit einer suchenden Kopfbewegung auf ein Geräusch reagiert.

Schließlich wird Ihr Baby seine Arme in Bauchlage nach vorn strecken. Daraus entwickelt es oft eine Art Spiel, das sehr lustig aussieht und die Bauch- und Rückenmuskeln enorm kräftigt: Arme und Beine sind angehoben, das Körpergewicht ruht auf dem Bauch. Man bekommt fast den Eindruck, als würde das Baby Schwimm- oder Flugübungen abhalten. Mit etwa sechs Monaten haben die meisten Babys die Bauchlage weiter perfektioniert: Sie liegen jetzt im sicheren Hand-Becken-Stütz.

Im vierten und fünften Monat übt Ihr Baby schon in Rückenlage fürs spätere Sitzen, ohne dabei seine Wirbelsäule zu belasten: Es betastet zuerst seine Oberschenkel, dann die Knie. Setzen Sie Ihr Kind aber auf keinen Fall schon hin ▸ **siehe Seite 22**!

Irgendwann rollt das Baby vom Rücken auf die Seite, anfangs rein zufällig. Später wird es das bewusst versuchen, zum Beispiel um ein interessantes Spielzeug zu erreichen. Einige Babys drehen sich schließlich mit sechs Monaten auch vom Rücken auf den Bauch, die meisten etwas später.

Mit sechs Monaten beschäftigen sich viele Babys ausgiebig mit ihren Füßen: Sie liegen auf dem Rücken und greifen mit den Händen danach. In dieser Haltung werden die Bauchmuskeln kräftig trainiert. Geben Sie Ihrem Baby in diesem Alter möglichst oft die Gelegenheit in einem warmen Raum unbekleidet auf einer weichen Decke zu spielen. So wird es immer kräftiger, bis es sich irgendwann von alleine vom Rücken auf den Bauch und wieder zurück drehen kann.

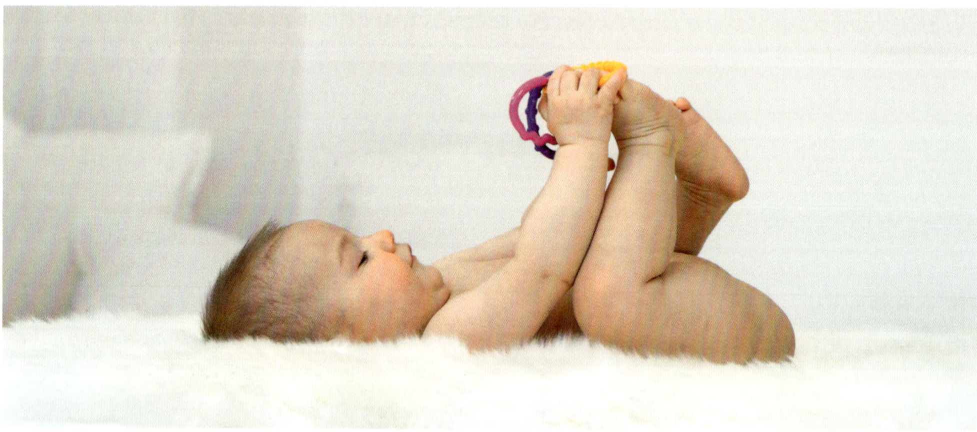

Mit etwa einem halben Jahr beginnen die meisten Babys sich in Rückenlage für ihre Füßchen zu interessieren und versuchen manchmal sogar, sich die Zehen in den Mund zu stecken.

Bewusst zugreifen

Mit etwa vier Monaten kann Ihr Baby in der Rückenlage nach einem Spielzeug greifen, das Sie ihm seitlich hinhalten. Und es wird alle möglichen Gegenstände nicht nur mit den Händen, sondern auch mit dem Mund ganz genau erkunden.
Kurze Zeit später kann Ihr Kind dann außerdem ein Spielzeug von einer Hand in die andere geben: Der Handgreifreflex ist jetzt in eine bewusste Greifhandlung übergegangen. Mit einem halben Jahr kann Ihr Baby auf dem Rücken liegend diagonal über seinen Körper hinweg nach einem Spielzeug greifen. Es fasst also beispielsweise mit der linken Hand nach einem Gegenstand, den Sie ihm von der rechten Seite her anbieten. Das Baby nimmt die Gegenstände nun auch so entgegen, dass sie sich zwischen seinen Fingern und dem gestreckten Daumen befinden. Bisher versuchte es, sie mit der ganzen Faust zu ergreifen.

Schräg nach seitlich angereichten Gegenständen zu greifen ist wichtig für die gleichmäßige Entwicklung beider Gehirnhälften.

Ihr Baby greift nun wahrscheinlich immer gezielter zu. Aber es bedarf noch einiger Übung, bis es schließlich mit dem sicheren »Zangengriff« ▸ **siehe Seite 33** sämtliche Staubflocken und Krümel vom Fußboden aufsammeln kann ...

Interessante Unterhaltungen

Dass es Sie mit seinem Lächeln verzaubern kann, hat Ihr Baby schon vor einiger Zeit entdeckt. Ein weiteres schönes Erlebnis erwartet Sie, wenn Ihr Kind etwa vier oder fünf Monate alt ist und zum ersten Mal über eine Sache so in Begeisterung gerät, dass es laut jauchzend lacht.
Wenn Ihr Baby sich im Spiegel sieht, lacht es das »fremde Baby« darin ebenfalls freundlich an und freut sich über einen Spielkameraden. Mit vier bis sechs Monaten kann ein Kind sich noch nicht selbst erkennen. Diese wichtige Gehirnleistung vollbringen die meisten Babys erst zwischen dem 18. und dem 24. Lebensmonat.
Bis dahin stehen andere Dinge im Vordergrund: Zum Beispiel können Sie Ihr Baby dabei beobachten, wie es die unterschiedlichsten Stimmlagen zwischen piepsig und tief, flüsterleise und ohrenbetäubend laut ausprobiert. Dazu kommen sogenannte Blasreiblaute: Das Baby presst Luft zwischen den geschlossenen Lippen durch. Dabei entstehen Laute wie »s« oder »f«. Auch das Spielen mit der Spucke macht den meisten Kindern jetzt großen Spaß. Mit etwa einem halben Jahr bildet Ihr Baby dann wahrscheinlich immer wieder Silbenketten wie »da-da-da« oder »mem-mem-mem«.

Sehen und begreifen

Mit etwa vier Monaten kann Ihr Kind die Bewegungen seiner Hände und Arme besser kontrollieren. Gleichzeitig lernt es mit den Augen Entfernungen besser abzuschätzen. Kein Wunder, dass es nun mit Begeisterung das Greifen übt!

Reflektorische Reaktionen

Neben der »Grundausstattung« Ihres Babys, den angeborenen Reflexen ▸ **siehe Seite 23**, gibt es einige reflektorische Reaktionen, die erst im Laufe der Zeit ausgebildet werden. Einer dieser Reflexe ist das schnelle Schließen der Augen, sobald sich ein Gegenstand dem Gesicht nähert. Dies ist eine automatische Reaktion, um die Augen zu schützen. Der Reflex tritt erstmals zwischen dem vierten und sechsten Monat auf und bleibt das ganze Leben bestehen.

Ist Ihr Baby etwa vier Monate alt, können Sie testen, ob es schon über den Augenschließreflex verfügt: Lassen Sie Ihre Hand ganz plötzlich, aber ohne dabei einen Luftzug zu erzeugen, vor seinen Augen auftauchen. Ihr Kind sollte daraufhin sofort die Augen schließen. So können Sie übrigens nicht nur den Reflex, sondern auch die Sehfähigkeit Ihres Kindes überprüfen.

ALLE SINNE AUF EMPFANG

In diesem Alter zeigt sich noch ein weiterer Reflex: Hört Ihr Kind ein unerwartetes Geräusch, dreht es prompt seinen Kopf und sucht so nach der Ursache. Außerdem beginnt Ihr Baby jetzt räumliche Höhen und Tiefen zu erfassen: Wenn Sie es auf dem Arm tragen, schaut es zum Beispiel suchend einem Spielzeug hinterher, das es gerade fallen gelassen hat.

WICHTIG

WANN SIE MIT IHREM KIND ZUM ARZT GEHEN SOLLTEN

- Wenn Ihr Baby mit vier Monaten den Kopf in der Bauchlage nicht mindestens eine Minute lang hochhalten kann.
- Wenn es nicht auf Geräusche aus allen Richtungen mit der gleichen Sensibilität reagiert, sondern zum Beispiel nur oder vor allem auf Geräusche, die von links oder rechts kommen.
- Wenn sich Ihr Baby mit vier Monaten in Rückenlage noch nach einer Seite verkrümmt, also wie auf Seite 24 beschrieben asymmetrisch liegt, oder einseitige Bewegungen macht.
- Wenn es seine Augen nicht reflexartig schließt, sobald ein Gegenstand nahe auf es zukommt (siehe oben).

Vom siebten bis zum zwölften Monat

Aktiv und unternehmungslustig oder ruhig und verträumt, robuster Draufgänger oder doch eher ein zartes Sensibelchen: Im zweiten Lebenshalbjahr werden die charakterlichen Unterschiede zwischen den Babys offensichtlicher – und die Eltern können Temperament und Persönlichkeit ihres Kindes immer besser erkennen.

Von Tag zu Tag beweglicher

Die meisten Babys schaffen es mit sechs bis sieben Monaten, sich vom Rücken auf den Bauch zu drehen, und machen von dieser neu erworbenen Fähigkeit ausgiebig Gebrauch. Kurze Zeit später gelingt es vielen, sich vom Bauch wieder zurück auf den Rücken zu drehen, etwa um ein Spielzeug ausgiebig zu betrachten.
In der Rückenlage spielen viele Kinder jetzt gern und ausgiebig mit ihren Füßen und versuchen, sie sich in den Mund zu stecken. Kurze Zeit später beherrschen sie das Drehen und rollen sich durch die ganze Wohnung, zunächst nur nach einer Seite, später in alle Richtungen. Viele Babys entdecken eine weitere Möglichkeit, sich von der Stelle zu bewegen: In der Bauchlage ziehen sie ein Bein an den Körper heran und drehen sich. Dann beginnen die meisten Kinder zu robben: Sie bewegen gleichzeitig Arme und Beine, um vorwärts zu kommen, ihre Muskulatur reicht aber noch nicht aus, um den schweren Bauch vom Fußboden zu heben. Nach dem Robben kommt oft der Hand-Knie-Stand: Auf Händen und Knien wippt das Kind hin und her. Es übt so eine sichere Haltung. Bis es koordiniert krabbelt, kann es aber noch lange dauern: 90 Prozent der Kinder krabbeln erst mit etwa zehn Monaten wirklich sicher.
Kurze Zeit später zieht sich Ihr Baby außerdem an niedrigen Gegenständen hoch und krabbelt über flache Hindernisse, wie etwa eine bereitgelegte Matratze oder Ihre ausgestreckten Beine ▸ **siehe Seite 95**.

Vom Liegen zum Sitzen

Die meisten Babys kommen aus dem Hand-Knie-Stand über die Seite zum Sitzen. Zuerst sitzt das Baby seitlich und stützt sich

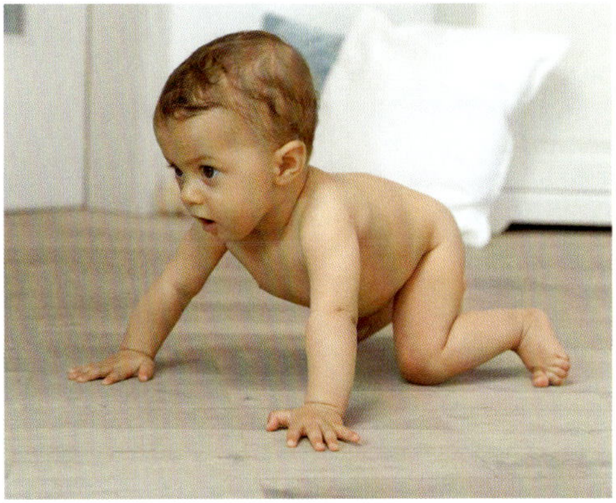

Ist der Vierfüßlerstand gemeistert, dauert es bis zum Krabbeln meist nicht mehr lang.

mit einer Hand ab, etwas später hat es genügend Kraft, um von ganz allein aufrecht zu sitzen. Es ist wichtig, diese Entwicklung abzuwarten und ein Baby nicht schon vorher hinzusetzen: Erst wenn es den sogenannten Langsitz beherrscht, bei dem es mit geradem Rücken und leicht angewinkelten Beinen aufrecht sitzt und sein Gewicht gleichmäßig auf beide Pobacken verteilt, ist es bereit, selbstständig zu sitzen.

Einige Babys, die gerne auf der Seite liegen und spielen, schieben sich oft mit der einen Hand höher und höher, sodass sie über die Seitenlage zuerst den Seitsitz erreichen und später den sicheren Langsitz. Diese Babys krabbeln normalerweise erst einige Zeit später als die anderen. Manchmal entdecken sie eine eigene Fortbewegungsmöglichkeit und rutschen auf dem Po durch die Wohnung.

Ab in die Senkrechte!

Als Nächstes zieht sich Ihr Baby an niedrigen Möbeln oder Treppenstufen in die Höhe und macht bald darauf erste seitliche Schritte, etwa um einen Couchtisch herum. Dann dauert es nicht mehr lang, bis es stolz am Tisch steht und sich nur noch mit einer Hand festhält. Die ersten freien Schritte machen viele Babys zwischen Tisch und Sofa. Einige tun die ersten Schritte aus dem sogenannten Bärengang heraus: sie bewegen sich mit hochgerecktem Po auf Händen und Füßen vorwärts, eine Variante des Vierfüßlergangs. In den ersten zwei Wochen können die Babys noch nicht stoppen – sie fallen hin oder lassen sich nach hinten »plumpsen«. Etwa die Hälfte aller Kinder läuft zum ersten Geburtstag schon frei, jedes zweite lässt sich also etwas mehr Zeit.

WICHTIG

WARTEN SIE AB, BIS IHR BABY SOWEIT IST

Ihr Baby sollte seine Sitzposition selbst erreichen und nicht hingesetzt werden. Es sollte auch allein zurück in die liegende Position kommen. Wenn ein Baby von selbst lernt auf dem Po zu rutschen, ist dies ein normaler Entwicklungsschritt. Entdeckt ein Kind das Po-Rutschen jedoch, weil es zu früh hingesetzt wurde, kann dies seiner Wirbelsäule schaden und spätere Haltungsprobleme verursachen. Manchmal können es Eltern kaum erwarten, bis ihr Baby selbstständig sitzt: Zu gern möchten sie, dass es im Hochstuhl an den Familienmahlzeiten teilnehmen kann. Wählen Sie ruhig schon ein Modell aus, aber weihen Sie es erst ein, sobald Ihr Baby sicher sitzt: zur Feier des Ereignisses!

Greifen, festhalten, loslassen

Ihr Baby greift nun mit beiden Händen gut und kann mit sieben, acht Monaten in beiden Händen gleichzeitig je ein kleines Spielzeug halten. Dieses wird jeweils nur mit Daumen, Zeige- und Mittelfinger angefasst. Jetzt lernt Ihr Kind auch sein Spielzeug bewusst loszulassen, was bisher ja unwillkürlich passierte. Mit ungefähr zehn Monaten hebt es kleine Gegenstände mit gestrecktem Zeigefinger und Daumen auf, eine Technik, die »Pinzettengriff« genannt wird. Ihm folgt der noch geschicktere »Zangengriff«: Mit gebeugtem Zeigefinger und Daumen fasst Ihr Baby nach kleinen Teilen. Mit etwa einem Jahr können manche schon in jeder Hand zwei Teile halten.

Spielen – aber nicht mit jedem

Gerade noch war Ihr Baby jedermanns Sonnenschein und plötzlich lacht es nicht mehr alle freundlich an. Skeptisch und ängstlich werden Fremde beäugt, manche Babys weinen auch: Sie »fremdeln«. Sogar wenn eine vertraute Person, zum Beispiel der Vater, einige Tage nicht da war, kann es sein, dass das Baby auch ihm gegenüber für kurze Zeit fremdelt. Das Fremdeln tritt in einer Entwicklungsphase auf, in der Ihr Kind die Welt zunehmend auf eigene Faust erforscht. Es ist eine natürliche Schutzreaktion gegenüber Unbekanntem, die besonders in früheren Zeiten der Menschheitsgeschichte überlebenswichtig war.

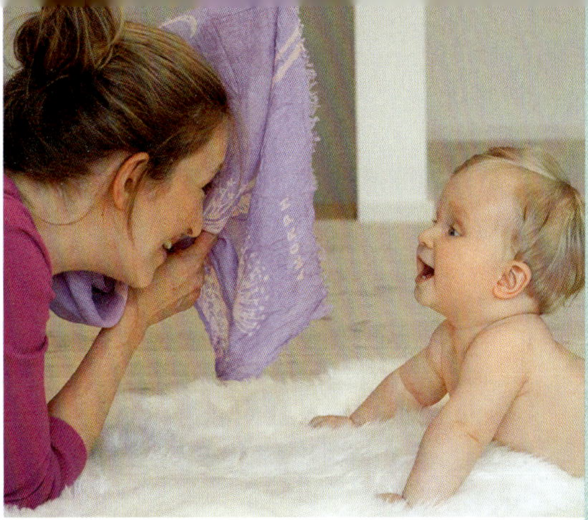

»Kuckuck, wo ist die Mama?« Versteckspiele gehören lange zu den Lieblingsspielen.

ÜBERRASCHUNG!

Ihr Baby hat jetzt sicher viel Freude am »Kuckuck!«-Spiel. Legen Sie dafür kurz ein dünnes Tuch über seinen Kopf und rufen Sie dazu fröhlich »Kuckuck!« Dann ziehen Sie das Tuch schnell wieder weg. Bald wird Ihr Baby sich selbst das Tuch vom Kopf ziehen. Dieses Spiel mögen Babys ebenso gern mit vertauschten Rollen: Mama versteckt ihr Gesicht hinter dem Tuch, und das Kind zieht es wieder weg. Das macht allen viel Spaß und Ihr Baby übt kurze Trennungen.

Von der Universalsprache zur Muttersprache

Auch was das Sprechen angeht, macht Ihr Baby im zweiten Lebenshalbjahr wahrscheinlich große Fortschritte. In den ersten fünf bis sechs Monaten bilden Kinder in allen Ländern der Erde die gleichen Laute, ebenso wie gehörlose Babys (sogenanntes

»Baby-Esperanto«). Erst danach passt sich die Lautbildung allmählich an die jeweilige Satzmelodie der Landessprache an.
Aus den Silbenketten ▸ **siehe Seite 26** entstehen im Alter von acht bis zehn Monaten Doppelsilben wie »da-da«, »ma-ma« oder »ba-ba«. Ab wann damit wirklich nach den Eltern gerufen wird, ist von Kind zu Kind unterschiedlich: Ungefähr 50 Prozent der Einjährigen meinen mit »ma-ma« auch tatsächlich die Mutter.
Mit neun oder zehn Monaten kennt ein Baby bereits einige Begriffe, auch wenn es die Wörter selbst noch nicht sprechen kann. Wenn Sie Ihr Kind zum Beispiel fragen »Wo ist der Ball?«, wird es vielleicht schon nach dem genannten Spielzeug suchen.
Das Baby reagiert jetzt auch schon verständig auf einfache Aufforderungen: Es winkt bei »winke, winke« oder klatscht in die Hände, wenn Sie es ihm vormachen ▸ **siehe Seite 103**. Das schöne alte Spiel »Wie groooß ist die Anna?« (Baby hebt die Arme: »Sooo groß ist die Anna!«) fördert das Sprachverständnis und macht dem Baby und seinen Eltern großen Spaß.

INFO

DIE BESTE FÖRDERUNG: VIEL MITEINANDER SPRECHEN

Immer mehr rückt die sprachliche Frühförderung in den Vordergrund, wie internationale Vergleiche zeigen. Wissenschaftler fordern bessere sprachliche Förderung schon im Baby- und Kleinkindalter, da eine gut ausgebildete Sprachkompetenz eine wichtige Grundvoraussetzung für das spätere Lernen ist.
Für den Psychologen Dr. Jaroslav Koch, auf den die PEKiP-Spiele zurückgehen ▸ **siehe Seite 39**, war es schon in den 1960er Jahren wichtig, dass Eltern möglichst viel mit ihrem Baby sprechen und ihnen so die Welt erklären. Denn auch wenn es die Sprache noch nicht aktiv beherrscht, erfasst es den Sinn der Worte. Babys verstehen zum Beispiel sehr früh, welche Begriffe zu welchen Gegenständen und Personen gehören. Und auch das Zuordnen einer Tätigkeit zu bestimmten Begriffen (»Hol mir den Ball!«) klappt bevor Kinder ihre ersten Worte formen.
Sprechen und singen Sie also möglichst viel mit Ihrem Baby. Erzählen Sie ihm, was Sie tun, wohin Sie zusammen gehen, ob Sie ihm einen roten oder gelben Pulli anziehen, dass Sie ihm einen Ball reichen ... Verwenden Sie eher kurze Sätze und viele Wiederholungen (Sprachspiele ▸ **siehe Seite 103**).

Wie Ihr Baby die Welt sieht

Mit sieben oder acht Monaten möchte Ihr Baby ein Spielzeug, das ihm heruntergefallen ist, auch wieder zurückhaben. Damit fängt für Sie eine anstrengende Zeit an. Ihr Baby experimentiert jetzt fasziniert mit der Schwerkraft: Immer wieder muss es überprüfen, ob ein Spielzeug auch wirklich zu Boden fällt, wenn man es loslässt, oder doch einmal nach oben fliegt.

Dieses Experiment verschafft Ihrem Baby noch eine weitere Erkenntnis: Es versteht jetzt erstmals, dass der nun am Boden liegende Gegenstand derselbe ist, den es gerade fallen gelassen hat. Es bekommt zunehmend eine Vorstellung von Ursache und Wirkung. Bis dieses Prinzip fest in seinem Gehirn verankert ist, muss es die Experimente noch viele Male wiederholen. Denken Sie also bitte nicht, dass Ihr Kind Sie mit seinen oft recht ausgiebigen Schwerkraft-Experimenten ärgern will! Es geht nur begeistert seinem Drang nach, die Welt zu erkunden.

Forschen und entdecken

Etwas später werden Details, etwa Etiketten an Kuscheltieren, interessant. Ihr Baby erforscht diese kleinen Teile ganz genau: Es befühlt sie mit den Händen, nimmt sie in den Mund und bestaunt sie von allen Seiten mit hochkonzentriertem Blick. Gegen Ende des ersten Lebensjahres findet ein Kind ein Spielzeug, das vor seinen Augen unter einem von drei Bechern versteckt wurde. Das ist eine enorme Gedächtnisleistung für so einen kleinen Menschen! Ihr Baby hat jetzt auch begriffen, dass es ein Spielzeug, das an einer Schnur befestigt ist, mithilfe der Schnur zu sich heranziehen kann. Es entdeckt das Prinzip von Ursache und Wirkung und wendet es begeistert auf alle Lebensbereiche an. Sei es, dass es erwartungsvoll die Ärmchen hochstreckt, wenn es Sie herankommen sieht, oder die Stereoanlage pausenlos ein- und ausschaltet.

WICHTIG

WANN SIE MIT IHREM KIND ZUM ARZT GEHEN SOLLTEN

- Wenn Sie den Moro-Reflex auch nach dem sechsten Lebensmonat immer noch häufig bei Ihrem Baby beobachten. Dieses ruckartige Öffnen der Arme bei Erschrecken wird auf Seite 23 beschrieben.
- Wenn Ihr Baby mit sieben Monaten ein Spielzeug noch nicht von einer Hand in die andere geben kann.
- Wenn es sich mit acht Monaten nicht allein vom Rücken auf den Bauch dreht.
- Wenn es mit elf Monaten noch auffallend häufig danebengreift.
- Wenn Ihr Baby mit etwa elf Monaten noch gar nicht krabbelt.

DIE ENTWICKLUNG IM ERSTEN LEBENSJAHR

ERSTER BIS DRITTER MONAT

In Bauchlage: Wenn Ihr Baby wach und zufrieden ist, können Sie es von Anfang an immer wieder für kurze Zeit auf den Bauch legen. Sie werden bald merken, wie es kräftiger wird und seinen Kopf immer länger hochhalten kann – am Ende des dritten Monats sogar fast eine Minute. Eine tolle Leistung!
Greifen: In den ersten Monaten sind seine Hände das wichtigste Spielzeug Ihres Babys. Kurz nach der Geburt sind sie noch zu festen Fäustchen geballt, aber schon mit drei Monaten kann es sie vor sein Gesicht bringen und genau betrachten.
Sozialer Kontakt: Mit 6 bis 8 Wochen lächelt Ihr Baby Sie zum ersten Mal an. Ein Augenblick, den Sie wohl nie vergessen werden! Und da Sie sein Lächeln naturgemäß erwidern, wird Ihr Baby von jetzt an immer öfter lächeln und mit dem sogenannten Kontaktlächeln alle Herzen zum Schmelzen bringen.
Sprechen: Anfangs teilt Ihr Baby seine Bedürfnisse vor allem durch lautes Schreien mit, das besonders in den ersten Wochen nach der Geburt anhaltend sein kann. Schon nach kurzer Zeit wird sein Kommunikationsrepertoire aber differenzierter und Sie können sich an kleinen Lall- und Gurrlauten erfreuen. Durch Ihr liebevolles Wiederholen seiner Laute lernt Ihr Sprechanfänger: »So funktioniert es also!«

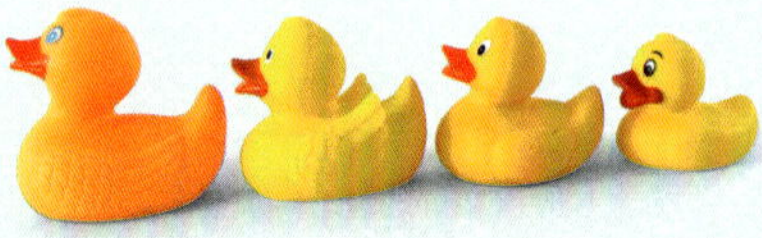

VIERTER BIS SECHSTER MONAT

Motorische Entwicklung: In der Bauchlage wird Ihr Baby immer sicherer. Mit etwa einem halben Jahr beherrscht es den stabilen Hand-Becken-Stütz, der ihm erlaubt in Bauchlage mit interessanten Spielsachen zu hantieren. In der Rückenlage betastet es zuerst seine Oberschenkel, dann die Knie und entdeckt schließlich stolz seine Füße. Jetzt dauert es nicht mehr lange, bis es vom Rücken auf den Bauch rollt und von dieser neuen Fähigkeit gar nicht genug bekommen kann.

Greifen: Ihr Baby greift jetzt gezielter und kann bewusst loslassen und später einen Gegenstand von einer Hand in die andere geben.
Sozialer Kontakt: Ihr Kind gluckst und lacht nun am laufenden Band – außer es geht ihm nicht gut. Wahrscheinlich lachen wir nie wieder so viel, wie in diesen Monaten. Genießen Sie diese Wonnezeit und lächeln Sie Ihr Baby viel und oft an! Das tut Ihnen beiden gut.
Sprechen: Ihr Baby übt Blasreibelaute und bildet Silbenketten und wenn Sie das genauso freudig wiederholen, ist es Futter für sein Gehirn.

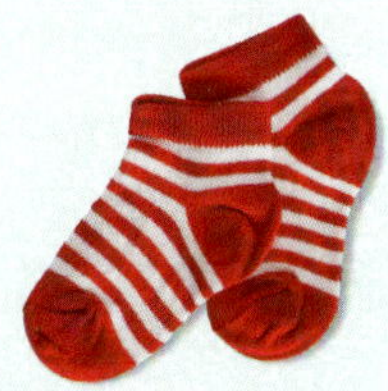

SIEBTER BIS ZWÖLFTER MONAT

Motorische Entwicklung: Rollen, robben, krabbeln, sitzen, in den Stand ziehen, seitliche Schritte und die ersten freien Schritte: die motorische Entwicklung vollzieht sich in atemberaubendem Tempo.
Greifen: Ihr Baby wird immer geschickter und fasst das Spielzeug bald mit Daumen, Zeige- und Mittelfinger an. Gegen Ende des ersten Lebensjahres beherrscht es den Pinzetten- und danach den Zangengriff. Jetzt sind auch die kleinsten Teile gut zu fassen. Ihr kleiner Wissenschaftler macht viele Experimente, wie zum Beispiel unterschiedliche Gegenstände aus Kinderwagen, Buggy und Hochstuhl werfen, die er unermüdlich wiederholen kann. Jetzt heißt es Ruhe bewahren!
Sozialer Kontakt: Ihr Sonnenschein lächelt nicht mehr jeden freudig an, er fremdelt. Dies gehört zur sicheren Bindung um den achten Monat herum. Jetzt braucht Ihr Baby Ihre Nähe als sicheren Hafen, bevor es die Welt erkunden kann.
Sprechen: Zwischen 9 und 12 Monaten versteht Ihr Baby schon viele Begriffe, wie »Ball«, »Mama«, »Papa« ... Es weiß auch, was »Nein« bedeutet. Die Umsetzung dieser Erkenntnis in die gewünschte Reaktion dauert aber länger. Um den ersten Geburtstag herum plappert Ihr Kind »ma-ma« und »pa-pa« und weil Sie sich darüber so freuen, fühlt Ihr Baby sich weiter angespornt. Wunderbar!

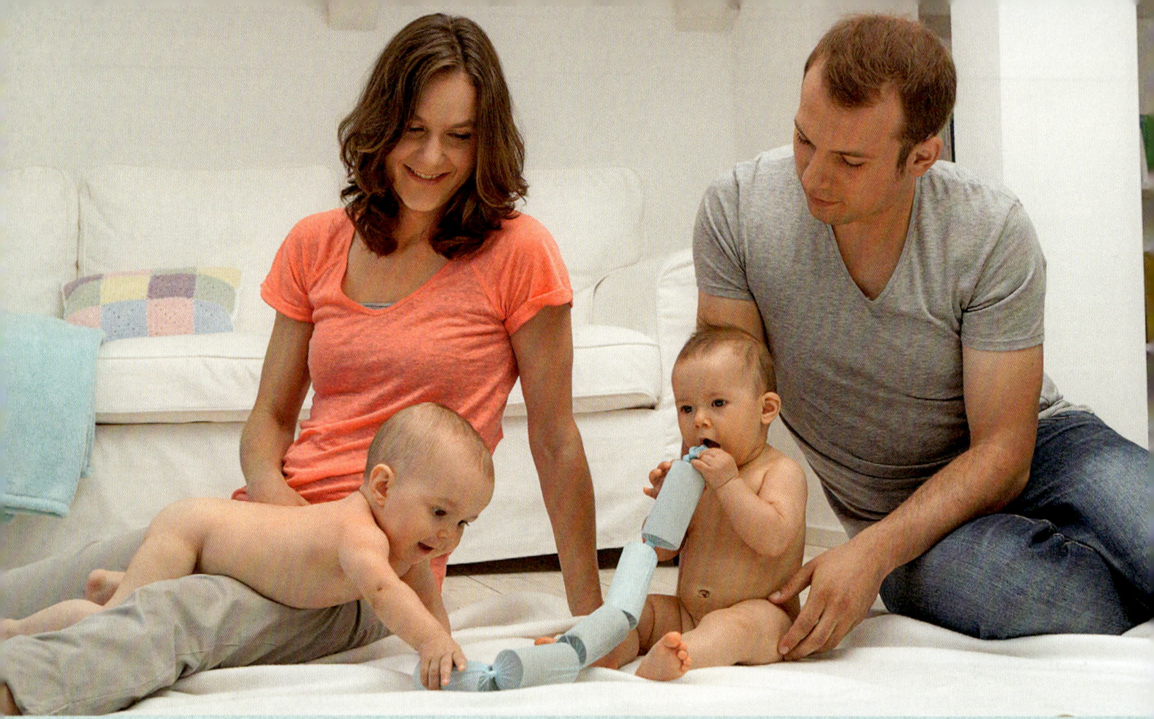

DAS PRAGER-ELTERN-KIND-PROGRAMM

Das Prager-Eltern-Kind-Programm (PEKiP) besteht nun schon seit über 40 Jahren. Eine bemerkenswerte Dauer in einer Zeit, in der sich vieles in der Pädagogik rasch verändert und manche Ansätze ebenso schnell wieder verschwinden, wie sie aufgetaucht sind. Schon seit 1973 treffen sich in Deutschland Mütter und Väter mit ihren Babys in den PEKiP-Gruppen. Bei den gemeinsamen Spielen wird die körperliche, geistige und emotionale Entwicklung der Babys spielerisch gefördert, die Bindung zwischen Eltern und Kind unterstützt ▸ **siehe Seite 42** und den Eltern viel praktisches Wissen zum Leben mit Kindern vermittelt.
Daneben sind die PEKiP-Gruppen für die jungen Eltern auch ein Ort der Begegnung, der ihnen viele Möglichkeiten bietet, sich auszutauschen, Kraft zu tanken und neue Freundschaften zu schließen.

PEKiP – was ist das?

Das Prager-Eltern-Kind-Programm wird in speziellen Eltern-Kind-Gruppen angeboten. Die Entwicklung des Babys wird durch die regelmäßigen, wöchentlichen Treffen im gesamten ersten Lebensjahr liebevoll begleitet. Beim ersten PEKiP-Treffen ist Ihr Baby im Idealfall nicht älter als vier bis sechs Wochen. Aber auch später kann die Teilnahme an einer Gruppe durchaus noch sinnvoll und gewinnbringend sein ▸ **siehe Seite 45**.

Babys und ihre Talente

»Im Kind sind ungeheure Entwicklungsmöglichkeiten verborgen, von denen wir bis heute keine Ahnung haben.« Mit dieser These stand der Prager Psychologe Dr. Jaroslav Koch in den 1960er Jahren noch ziemlich allein da. Denn die meisten Wissenschaftler gingen damals noch davon aus, dass Babys in den ersten Wochen und Monaten völlig unfähig seien ▸ **siehe Seite 11**.

Dr. Koch war jedoch davon überzeugt, dass schon Babys vieles können, wenn man ihnen optimale Entwicklungsbedingungen bietet. Für besonders wichtig hielt der Psychologe in diesem Zusammenhang die Bewegung: In einer Studie stellte er fest, dass Babys zufriedener waren, weniger weinten und sich insgesamt besser entwickelten als ihre Altersgenossen, wenn regelmäßig mit ihnen gespielt wurde und sie sich dabei ausgiebig bewegen konnten.

Nackte Strampeleien

Koch bemerkte außerdem, dass sich die Babys nackt viel mehr bewegten als angezogen. Zudem waren sie zufriedener und weinten weniger. Eine Erkenntnis, die sich in der Praxis immer wieder bestätigt.

Dr. Koch war es sehr wichtig, dass Babys häufig die Möglichkeit gegeben wurde, sich unbekleidet und frei auf dem Boden zu bewegen. Er fand die freie und ungehinderte Bewegung für die gesamte Entwicklung eines Kindes sogar so bedeutend, dass er seine Idee »Erziehung durch Bewegung« nannte. Geben Sie Ihrem Kind möglichst oft diese Bewegungsfreiheit. Denn heute sind die Kinder ohnehin meist viel zu stark eingeschränkt: durch zu kleine Wohnungen, enge Kleidung und starre Zeitpläne.

INFO

DR. JAROSLAV KOCH ...

... studierte in Wien und Prag Psychologie. Bis zu seinem Tod im Jahr 1979 war er am Institut für Mutter und Kind in Prag tätig. Im Mittelpunkt seiner wissenschaftlichen Arbeit stand die Entwicklung des Kindes im ersten Lebensjahr. Dr. Koch entwickelte verschiedene Bewegungsanregungen und legte damit den Grundstein für das PEKiP-Konzept.

Spiele – keine Übungen

Dr. Jaroslav Koch entwickelte Spiel- und Bewegungsanregungen, welche die Entwicklung des Babys nicht beschleunigen, sondern unterstützend begleiten sollen. Die Babys werden daher dabei nicht passiv bewegt, sondern dazu angeregt, selbst aktiv zu werden. So wird nicht nur ihre körperliche, sondern auch ihre geistige und emotionale Entwicklung gefördert.
Ein Beispiel: Bei verschiedenen Kursen in Säuglingsgymnastik werden die Babys »beturnt«, indem Mama oder Papa Babys Fußgelenke umfasst und die Beine des Kindes bewegt. Ein entsprechendes PEKiP-Spiel würde dagegen so aussehen: Das Baby liegt auf dem Rücken; seine Mutter hält einen an einer Schnur befestigten Wasserball so, dass er die Fußsohle des Kindes berührt ▸ **siehe Seite 64**. Das Baby spürt den leichten Druck des Balls und kann selbst entscheiden, ob es strampeln und dagegentreten will oder nicht. Gleichzeitig erfährt das kleine Kind, dass es ganz allein einen so großen Gegenstand in Bewegung setzen kann!
Die Spiele fördern auch die Beziehung zwischen Eltern und Kind. Ihr Baby genießt die kuschelige Nähe zu Ihnen und wird in dieser liebevollen Atmosphäre in seiner Selbstständigkeit bestätigt. Es merkt, dass es allein in der Lage ist, die Beine zu bewegen, den Kopf zu halten, ein Spielzeug zu erhaschen – das stärkt von Anfang an sein Selbstbewusstsein. Mit Ihrer kleinen Unterstützung kann es sich aktiv entfalten und auch das wichtige Loslassen üben.

INFO

GROSSE NACHFRAGE

Heute nehmen in Deutschland wöchentlich über 65 000 Babys mit ihren Müttern oder Vätern an PEKiP-Kursen teil. Wegen der großen Nachfrage wird seit 1978 eine Fortbildung zur PEKiP-Gruppenleiterin angeboten (Adressen ▸ **siehe Seite 123**).

Eine Prager Idee kommt nach Deutschland

Frau Prof. Dr. Christa Ruppelt (1939-2001), eine deutsche Psychologin, lernte Dr. Koch 1964 auf einem Kongress in Wien kennen, wo er seine Forschungsergebnisse präsentierte. Die Psychologin suchte zu dieser Zeit nach Möglichkeiten, Eltern im Umgang mit ihren Babys zu unterstützen. Sie hatte unter anderem mehrere Jahre in einer Erziehungsberatungsstelle gearbeitet und wusste, dass viele sich mit ihrem Neugeborenen allein gelassen fühlten. Frau Dr. Ruppelt setzte Dr. Kochs Erkenntnisse in die Praxis um und entwickelte daraus ein modernes Bewegungsmodell für die Arbeit in Eltern-Kind-Gruppen. Daraus ist ein festes pädagogisches Konzept entstanden.

PEKiP in der Gruppe

Die erste PEKiP-Gruppe fand 1973 in einer Familienbildungsstätte in Essen statt. In den vergangenen Jahren haben Mitarbeiterinnen aus unterschiedlichen pädagogischen Fachgebieten die anerkannte PEKiP-Fortbildung absolviert und integrierten die PEKiP-Idee in ihren Arbeitsfeldern: Viele Frühförderstellen bieten zum Beispiel PEKiP-Gruppen für Eltern mit Frühchen oder mit behinderten oder von Behinderung bedrohten Babys an. Viele Eltern empfinden es als hilfreich, sich hier auch mit anderen austauschen zu können. Diese Babys können aber selbstverständlich auch an einer gewöhnlichen Gruppe teilnehmen. Das Gleiche gilt auch für sogenannte Schreibabys ▸ **siehe Seite 13** und Mehrlinge. Des Weiteren bieten auch einige öffentliche Mutter-Kind-Einrichtungen (zum Beispiel für schwangere Minderjährige) wöchentlich stattfindende PEKiP-Treffen für die jungen Eltern an. In manchen Krippen werden PEKiP-Gruppen für die Krippenkinder und ihre Eltern angeboten.
Heute ist PEKiP international bekannt. Die Fortbildung wird in der Schweiz und in Österreich angeboten. Fachfrauen aus Ländern wie Südkorea und Lettland, aus fernen Städten wie São Paulo und Hongkong haben das PEKiP-Zertifikat in Deutschland erworben und verbreiten das Programm in diesen fernen Regionen. Sogar nach Prag wird PEKiP heute »reimportiert«!

INFO

PEKiP: SPIELE FÜR DIE GRUPPE UND DAHEIM

Mit den Bewegungsanregungen des Prager-Eltern-Kind-Programms können Sie die Entwicklung Ihres Babys bis zum sicheren Laufenlernen begleiten und positiv beeinflussen. Egal, ob Sie die Spiele nun zu Hause allein mit Ihrem Baby, gemeinsam mit einer anderen Mutter oder in einer PEKiP-Gruppe mit mehreren Eltern und ihren Babys durchführen.
Die Gruppen bieten Ihnen aber darüber hinaus Kontaktmöglichkeiten zu anderen Eltern in der gleichen Lebenssituation und Ihr Baby findet gleichaltrige Freunde, die es noch lange begleiten können. So entsteht ein lebendiger Austausch, und die Individualität jedes Babys, jeder Familie wird sichtbar. PEKiP-Gruppen werden von verschiedenen Institutionen, beispielsweise Familienbildungsstätten, angeboten. Informationen zu PEKiP-Gruppen in Ihrer Nähe können Sie zum Beispiel über den PEKiP-Verein ▸ **siehe Seite 123** erhalten.

Ein fester Freundeskreis

In einer PEKiP-Gruppe treffen sich maximal sechs bis acht Babys mit ihren Müttern oder Vätern. Die Babys sind zu Beginn der Gruppenarbeit im Idealfall vier bis sechs Wochen alt. Die Gruppen bleiben in der Regel das ganze Jahr über gleich, es treffen sich also immer wieder dieselben Babys.

Die feste Zusammensetzung der Gruppe ist eine wichtige Voraussetzung dafür, dass sich die Kleinen in ihrem ersten fremden Kreis wohl und geborgen fühlen. Ein regelmäßiger »Kaffee-Treff mit Babys«, bei dem die Teilnehmer wöchentlich wechseln, kann deshalb eine PEKiP-Gruppe nicht ersetzen, auch wenn solche Treffen natürlich wichtige und schöne Kontaktmöglichkeiten sein können. In der PEKiP-Gruppe geht es aber darüber hinaus darum, die Entwicklung Ihres Kindes im gesamten ersten Lebensjahr kontinuierlich zu begleiten.

ANREGUNGEN UND AUSTAUSCH

Die Gruppe trifft sich einmal wöchentlich für 90 Minuten unter Anleitung einer ausgebildeten PEKiP-Gruppenleiterin oder eines Gruppenleiters. Der Raum ist angenehm warm, damit die Babys sich auch ohne Kleidung wohlfühlen. Die Eltern lernen Spiel- und Bewegungsanregungen kennen, welche die Gruppenleiterin ihnen mithilfe einer Puppe zeigt. Mit der Zeit können sie aus vielen Anregungen auswählen, was im Moment das Richtige für ihr Kind ist. Die Eltern sollten die Spiele möglichst oft wiederholen: So lernt ihr Baby sie am besten.

Neben den Spielanregungen ist auch das genze »Drumherum« ein fester Bestandteil der PEKiP-Treffen: Während die Kinder ausgezogen, angezogen oder gestillt werden, haben die Erwachsenen Zeit für Gespräche. Dabei geht es natürlich oft um die öllig veränderte Lebenssituation, die mit der Geburt

INFO

DIE ZIELE DER PEKiP-GRUPPEN AUF EINEN BLICK

PEKiP verfolgt mehrere Ziele, die aber sämtlich das Wohl des Kindes und eine Vertiefung der Eltern-Kind-Bindung im Auge haben. Jedes einzelne Kind wird in der PEKiP-Gruppe durch Bewegungs-, Sinnes- und Spielanregungen in seiner Entwicklung begleitet und unterstützt. Die Bindung zwischen den Eltern und ihrem Kind wird gestärkt. Erfahrungsaustausch und Kontakte zwischen den Eltern werden ermöglicht und gefördert. Das Baby kann Kontakt zu gleichaltrigen Kindern und zu anderen Erwachsenen knüpfen und erste Freundschaften schließen.

einhergeht ▸ **siehe Seite 10**. Viele Institutionen bieten PEKiP-Gruppen mit zusätzlichen regelmäßigen Gesprächsabenden an.

Kontakte zwischen den Kleinsten

Auch Ihr Baby findet in der PEKiP-Gruppe adäquate »Ansprechpartner«: die anderen Babys. Die Kinder sollten aus diesem Grund alle ungefähr gleichaltrig sein, weil Babys in jedem Alter auf unterschiedliche Art Kontakt knüpfen. So wird ein drei Monate altes Baby durch Blicke Kontakt zu anderen Babys aufnehmen, mit neun Monaten dagegen krabbelt es vielleicht schon durch den Raum und sucht sich so seine Spielkameraden.

BABYS SIND GESELLIG

Noch vor kurzem war man der Ansicht, dass Kinder unter drei Jahren nicht fähig seien, Kontakte miteinander zu knüpfen: Dass sogar schon zehn Monate alte Babys miteinander spielen, war einfach undenkbar! Der Sozialwissenschaftler Prof. Dr. Hans Ruppelt bewies jedoch mithilfe wissenschaftlicher Untersuchungen, wie vielfältig die Beziehungen der Kinder untereinander schon sind. Bereits ab dem dritten Monat suchen Babys zunehmend die Begegnung mit Gleichaltrigen. Anfangs nehmen sie Blickkontakt auf, wenig später greifen sie nach dem anderen Baby, wenden sich ihm zu oder versuchen sich in seine Richtung zu bewegen. Auch durch Laute, Mimik und Lächeln zeigen die Kleinen ihr Interesse.

Eine Chance – auch für die Väter

In der Regel nehmen die Mütter mit ihren Babys an den PEKiP-Gruppen teil. Die meisten Väter sind voll berufstätig, Mütter arbeiten oft Teilzeit oder sind mit dem Baby, meistens im ersten Jahr, ganz zu Hause. Väter können deshalb vergleichsweise selten zu den PEKiP-Gruppen kommen, denn diese finden meist an Wochentagen statt.

Aber auch junge Väter sollten die schöne Erfahrung genießen dürfen, abseits vom Alltagstrubel Zeit zum Spielen mit dem Baby zu haben! Einige Gruppenleiterinnen beziehungsweise Gruppenleiter bieten deshalb zusätzlich ab und an samstags eine spezielle PEKiP-Stunde an – nur für die Väter mit ihren Babys. In einigen Familienbildungsstätten gibt es auch ständige PEKiP-Kurse für Väter, die dann immer samstags stattfinden.

Gemeinsames Spielen vertieft die Bindung zwischen Vater und Kind.

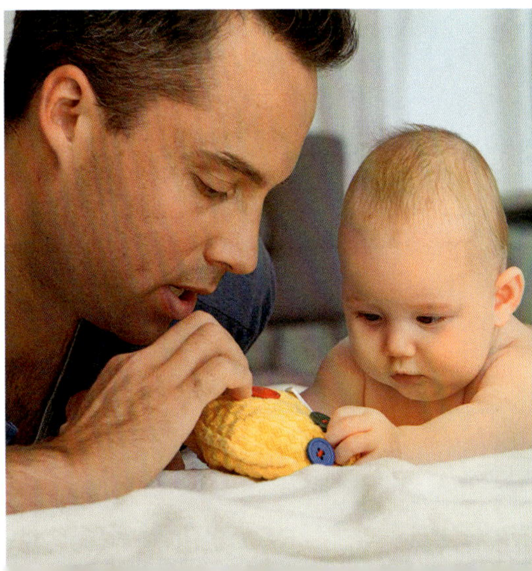

Bindung ist wichtig – loslassen auch!

Im ersten Halbjahr basieren die PEKiP-Anregungen vor allem auf dem engen Kontakt zu Mutter und Vater; es geht darum, die Eltern-Kind-Beziehung möglichst zu festigen und weiter auszubauen. Körperliche Nähe, Hautkontakt und liebevolle Zuwendung sind daher besonders wichtig. Im zweiten Halbjahr ändert die Zielsetzung sich ein wenig: Neben die Bindung an die Eltern tritt nun zunehmend das Erforschen der Welt. In einer PEKiP-Gruppe findet Ihr Kind durch die vielen Anregungen und Spiele die besten Voraussetzungen dafür, allmählich das Loslassen zu lernen und selbstständiger zu werden: Die Babys kennen den Raum, die anderen Kinder und deren Eltern. Wenn sie beweglicher werden, können die Kleinen in dieser vertrauten Umgebung erste Versuche machen, sich von Mama oder Papa zu lösen. Anfangs reicht eine Entfernung von einem halben Meter, bevor das Baby wieder die gewohnte Sicherheit sucht.

Langsam werden die Erkundungsreisen Ihres Babys immer länger. Zum Schluss genügt ein Blick in Ihre Richtung von der anderen Seite des Raumes, um Ihrem Baby ein Gefühl von Geborgenheit, aber trotzdem auch von wachsender Selbstständigkeit zu geben.

INFO

PEKiP – MIT DEN AUGEN EINES KINDES BETRACHTET

Den PEKiP-Raum kenne ich schon lange, vor allem aus der Perspektive von unserem Platz aus. Aber seit ich krabbeln kann, könnte ich den ganzen Raum erkunden. Zu Hause geht das schon ziemlich flott. Hier in der PEKiP-Gruppe blieb ich bisher in der Nähe meiner Mama, meiner vertrauten Insel.

Heute aber will ich das Drumherum erforschen und entferne mich von ihr. Nach zwei Metern werfe ich vorsichtshalber einen Blick zurück. Sie ist immer noch da! Das gibt mir Sicherheit weiterzukrabbeln und weiter zu forschen. Ich sehe meine Mama zwar nicht, aber ich weiß, sie ist hier in meiner Nähe!

Nach einer Weile kehre ich zu ihr zurück. Ich kuschele ein wenig mit ihr. Das gibt mir neue Energie – als würde ich an einer Tankstelle Kraftstoff tanken!

Ich sehe die neu aufgebaute Krabbellandschaft. Die zieht mich magisch an. Neugierig lasse ich meine Mama hinter mir zurück und steuere auf das aufregende Unbekannte zu. Ich weiß ja, dass es die vertraute Insel gibt ... meine »Tankstelle«!

OFT GEFRAGT

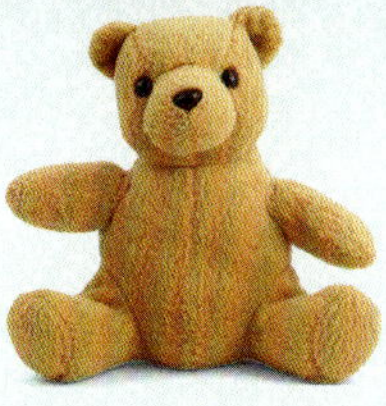

Kann ich mit meinen kleinen Zwillingen eine PEKiP-Gruppe besuchen?

Selbstverständlich! Hilfreich wäre es, wenn jemand Sie begleiten könnte, um mit einem Ihrer Kleinen zu spielen. Diese Person sollte immer dieselbe sein. Falls das nicht möglich ist, besuchen Sie die Gruppe zu dritt: Im Alltag müssen Sie ja auch oft allein mit Ihren Zwillingen zurechtkommen.

Unsere Tochter ist schon acht Monate alt. Können wir auch jetzt noch eine PEKiP-Gruppe besuchen?

PEKiP ist als Entwicklungsbegleitung ab der 4. bis 6. Lebenswoche (nach der U3-Vorsorgeuntersuchung ▸ **siehe Seite 19**) bis zum sicheren Laufen gedacht. Die Kurse werden in der Regel in drei bis vier Blöcken (je acht- bis zwölfmal ein wöchentliches Treffen) angeboten. Da manchmal Teilnehmer den Kurs früher beenden müssen, werden vereinzelt Plätze frei. Erkundigen Sie sich danach in den bestehenden Gruppen. Möglicherweise braucht Ihre Tochter etwas länger, um sich an die Gruppe zu gewöhnen. Im ersten Lebenshalbjahr steht im PEKiP die Bindung zur Bezugsperson im Vordergrund, im zweiten Halbjahr Loslassen und Selbstständigkeit. Falls Sie merken, dass Ihre Kleine anfangs eher Geborgenheit braucht, dürfen Sie ihr diese ruhig geben!

Meine zweijährige Tochter ist eifersüchtig, wenn ich mit ihrem Bruder zu PEKiP gehe und sie bei der Oma bleibt. Was soll ich tun?

Fragen Sie die Gruppenleiterin, ob es ausnahmsweise möglich ist, dass Sie Ihre ältere Tochter zu einem der Treffen mitnehmen. Sie kann sich nämlich nicht vorstellen, was Sie und der kleine Bruder im PEKiP tun, und möchte es gern verstehen. Danach sieht sie das Ganze wahrscheinlich etwas anders: Nur nackte Babys – da ist es bei der Oma doch viel schöner! Sagen Sie auch nicht zu Ihrem Kind: »Du musst heute zur Oma, weil ich und dein Bruder ins PEKiP gehen«, sondern formulieren Sie positiv »Du darfst heute zur Oma …«. Das hat eine ganz andere Wirkung und gibt Ihrem älteren Kind das Gefühl, nicht abgeschoben zu werden, sondern auch etwas Besonderes zu erleben.

Wie finde ich eine passende PEKiP-Gruppe in meiner Nähe?

Unter der Internet-Adresse www.pekip.de erfahren Sie, wo in Ihrer Nähe PEKiP-Gruppen angeboten werden. PEKiP-Gruppen werden ausschließlich von ausgebildeten Leiterinnen mit PEKiP-Zertifikat durchgeführt. Da PEKiP-Gruppen sehr gefragt sind, empfiehlt sich die Anmeldung schon während der Schwangerschaft.

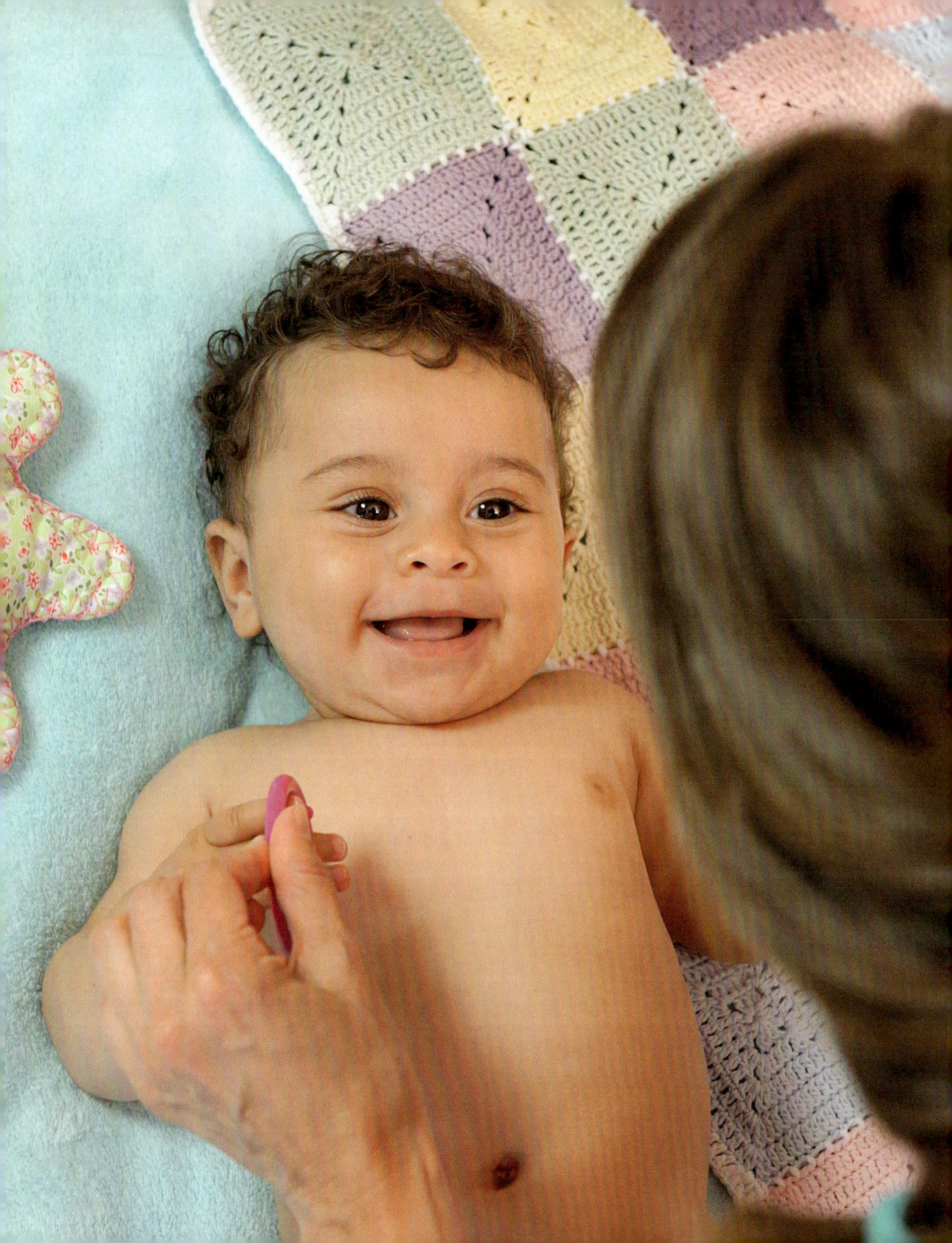

SPIELE UND ANREGUNGEN

IHR KIND HAT BESONDERE TALENTE UND EINEN UNVERWECHSELBAREN CHARAKTER. MIT DEN FOLGENDEN SPIELANREGUNGEN BEGLEITEN SIE SEINE GESUNDE ENTWICKLUNG OPTIMAL.

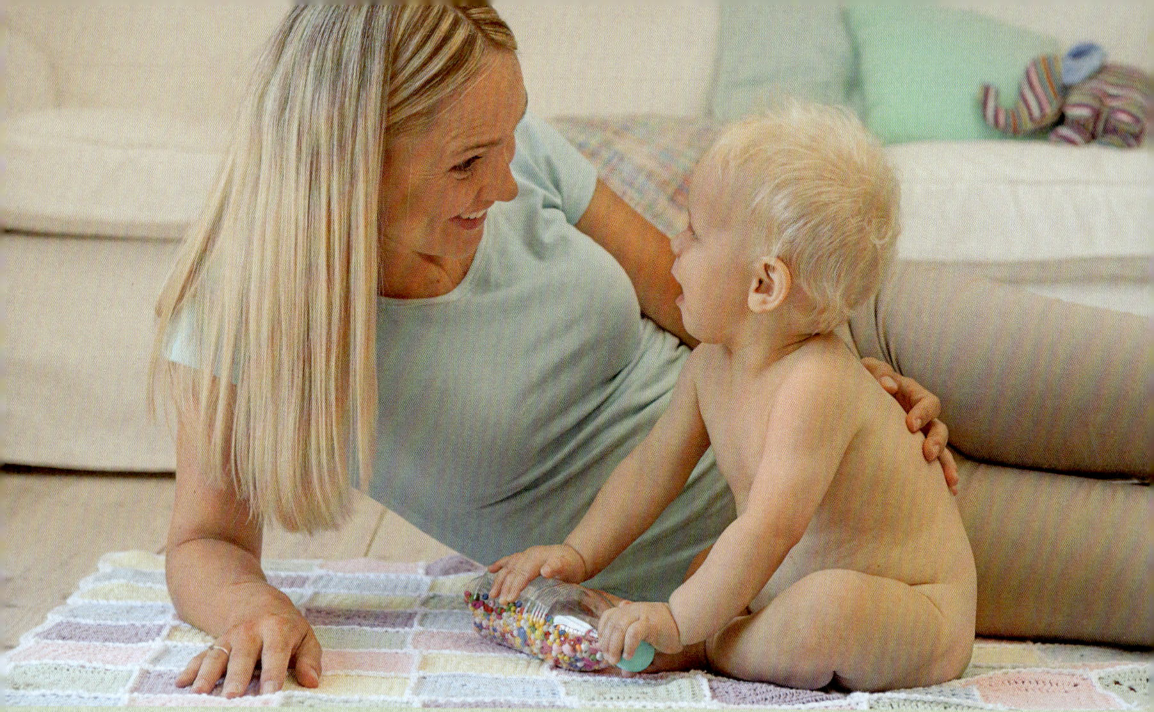

GUT VORBEREITET BEGINNEN

Wenn ein Baby geboren wird, stehen seine Grundbedürfnisse nach Nahrung, Wärme, Ruhe, Zärtlichkeit und Nähe erst einmal im Vordergrund. Doch kaum ist es ein paar Tage alt, kommt ein weiteres menschliches Grundbedürfnis hinzu: Ihr Kind verlangt nach neuen Erfahrungen. Es möchte sich weiterentwickeln und seine Fähigkeiten entfalten. Anfangs benötigt es dazu Ihre liebevolle Unterstützung. Eltern, die feinfühlig auf die Signale ihres Babys achten und seine Bedürfnisse prompt erfüllen, haben aber schon viel für seine gesunde Entwicklung getan. Zusätzlich gibt es die PEKiP-Spiele, die genau auf die Entwicklung im ersten Jahr abgestimmt sind. Auf den folgenden Seiten finden Sie hilfreiche Tipps zur Vorbereitung Ihrer gemeinsamen kleinen Spiele, dann kann es auch schon losgehen. Genießen Sie die gemeinsame Zeit!

Das Wann und Wie

Reservieren Sie für das Spielen möglichst eine bestimmte Zeit am Tag, in der Sie sich ungestört auf Ihr Kind einlassen können. Ihr Baby sollte ausgeschlafen sein. Achten Sie darauf, wie es sich fühlt: Hat es zum Beispiel Durst, sollte es natürlich erst trinken oder gestillt werden. Für Ihr Baby ist es aber auch ein schönes Gefühl, nach der gemeinsamen Spielzeit an Mamas Brust zu trinken. Sollten Sie es gerade erst gestillt haben, wählen Sie für die erste Spielphase am besten ruhigere Spiele aus, zum Beispiel solche für Hände und Füße ▸ **siehe Seite 62**, damit Ihr Kind nicht aufstößt.

Für die Spiele sollten Sie Ihr Baby möglichst immer ganz ausziehen ▸ **siehe Seite 39**. Ziehen Sie Ihr Kind langsam aus und begleiten es dabei sprachlich: »Jetzt kommt der Pulli dran…« Auch das gehört zur gemeinsamen Spielzeit. Damit Ihr Baby sich wohlfühlt, muss der Raum schön warm sein, also etwa 25 bis 27 °C haben. Achten Sie darauf, dass Ihr Baby keiner Zugluft ausgesetzt ist, und breiten Sie eine Decke auf dem Boden aus, damit es angenehm weich liegt. Es ist wichtig, dass Sie sich auf die Ebene Ihres Babys begeben, also ebenfalls am Boden sitzen. Am besten tragen Sie nur leichte Kleidung, damit Ihr Kind möglichst viel Hautkontakt genießen kann. Denken Sie daran, alles Störende wie Uhren, auffälligen Schmuck oder harte Gürtel abzulegen.

Behutsam einstimmen

Sprechen Sie beim Spielen mit Ihrem Baby, schauen Sie es an, streicheln Sie es. Vor allem in den ersten Wochen braucht es viel Körperkontakt, wenn es nackt ist – das gibt ihm Sicherheit. Wählen Sie immer nur wenige Anregungen aus. Auch Verschnaufpausen und ruhigere Phasen gehören zur Spielzeit dazu. Und auch die Momente, in denen Sie beide einfach nur nebeneinander liegen und sich in die Augen schauen, wird Ihr Baby schnell lieben lernen!

Niemand kommt zu kurz

Selbstverständlich können Mama und Papa die Spielstunden gemeinsam begleiten. Auch ältere Geschwister sollten ruhig ab und an dabei sein dürfen: So merken sie, dass sie nichts versäumen und kein Grund zur Eifersucht besteht.

WICHTIG

SPASS GEHT VOR!

Sie und Ihr Baby sollen vor allem eine schöne gemeinsame Spielzeit haben, ohne Ihr Kind auf ein Ziel hin zu »trainieren«. Sie geben ihm lediglich eine kleine Anregung, etwa eine einleitende Bewegung, Ihr Kind führt die weitere Bewegung selbstständig aus. Das stärkt sein Selbstbewusstsein.

Wie Sie das Verhalten Ihres Babys richtig deuten

Babyforscher haben den Tagesrhythmus von Babys in wechselnde Bewusstseinszustände eingeteilt. Sie als Eltern können diese unterschiedlichen Zustände ebenfalls erkennen. So können Sie aus dem Verhalten Ihres Babys ablesen, ob es gerade spielen will oder eher Ruhe braucht. Das ist umso wichtiger, je jünger Ihr Kind ist.

In der Regel unterscheidet man die folgenden sechs Zustände voneinander:

- Im ruhigen Wachzustand bewegt das Baby sich kaum, ist aber aufmerksam: Die Augen sind weit geöffnet. Dieser Bewusstseinszustand eignet sich gut für ruhige Spiele, bei denen das Kind zum Beispiel das Gesicht der Mutter oder einen Gegenstand mit den Augen verfolgt. Später können Sie feinmotorische Spiele ▸ **siehe Seite 84** anbieten.
- Der aktive Wachzustand ist die beste Spielzeit. Jetzt bewegt sich das Baby häufig, gibt Laute von sich, und seine Augen wandern herum. Es scheint Ihnen zu sagen: »Mir geht es gut. Ich brauche jetzt Kontakt!« Jetzt sind Bewegungsspiele angesagt. Je älter ein Baby wird, desto länger dauert diese aktive Phase. Wichtig ist, dass Babys mit der Zeit lernen, sich nun auch allein zu beschäftigen.
- Durch das Schreien (oft mit Quengeln und Weinen als Vorstufe) teilt das Baby uns mit, dass es Hunger hat oder sich nicht wohl fühlt. Ihr Kind beruhigt sich meist, wenn Sie es hochnehmen, an Ihre Schulter (links spürt es Ihren beruhigenden Herzschlag) legen und liebkosen. Klingt das Unbehagen durch Nähe und Wärme ab, ist das Baby danach oft im aktiven Wachzustand.
- Schläfrig ist ein Baby vor dem Einschlafen oder nach dem Aufwachen. Seine Augen wirken fast teilnahmslos und sind oft glasig, viele Babys runzeln die Stirn, die Lider werden schwer. Lassen Sie Ihrem Baby Zeit, um in Ruhe einzuschlafen beziehungsweise wach zu werden.
- Im ruhigen Schlaf ist das Gesicht entspannt; die Lider sind geschlossen und bewegen sich nicht.

WICHTIG

WIE BABYS SCHLAFEN

Beim REM-Schlaf bewegen sich die Augen unter den geschlossenen Lidern. Da ihr Baby Arme und Beine bewegt und unregelmäßig atmet, denken viele Eltern irrtümlich, dass es bereits am Aufwachen ist. Nehmen Sie Ihr Baby in dieser Phase jedoch bitte nicht in der Annahme hoch, es möchte beruhigt werden. Es verlernt sonst, von selbst zum ruhigen Schlaf zurückzufinden.

- Die Hälfte der Schlafenszeit besteht aus dem aktiven Schlafzustand, dem sogenannten REM-Schlaf, der etwa alle 30 Minuten in die Phase des ruhigen Schlafes wechselt. Die Augen des Babys sind meist geschlossen, abgesehen von gelegentlichem Blinzeln. Mund- und Augenbewegungen sind dagegen häufig.

So finden Sie das richtige Spiel

Wenn Sie mit PEKiP starten, werden Sie sich zu Beginn der Spielzeit sicher häufig fragen: Welches Spiel könnte meinem Kind jetzt gefallen? Orientieren Sie sich dabei am aktuellen Entwicklungsstand Ihres Babys und probieren Sie die entsprechenden Anregungen der Reihe nach mit ihm aus.
Versuchen Sie bei jedem Spiel zu erspüren, ob es Ihrem Baby gefällt und ob es die Bewegung wirklich selbst ausführt. Ist das nicht der Fall, beenden Sie das Spiel bitte gleich. Machen Sie eine kurze Kuschelpause und bieten Sie Ihrem Kind nach einer Weile noch einmal dasselbe oder ein anderes Spiel an. Viele Anregungen für die ersten Monate eignen sich übrigens auch für ältere Babys. Nach einiger Zeit kennen Sie die Favoriten Ihres Babys, mit denen Sie es immer wieder erfreuen können.
Wenn Sie einige Zeit regelmäßig mit Ihrem Baby spielen, werden Sie bei der Auswahl der Spiele immer sicherer. So sehen Sie vielleicht, dass Ihr Baby sich bemüht, in Bauchlage seinen Kopf hochzuhalten. Dabei gibt es möglicherweise immer wieder rasch auf, weil ihm die Position zu anstrengend ist. Wenn Sie nun eine entsprechende Anregung wählen, können Sie Ihrem Baby die Bauchlage erleichtern (etwa mit den Spielen in Bauchlage ab Seite 64).
Während des Spielens sollten Sie Ihr Kind weiterhin aufmerksam beobachten, um zu sehen, ob Sie die richtige Entscheidung getroffen haben. Ihr Kind wird Ihnen deutlich zeigen, ob ihm das Spiel gefällt und Sie lernen Ihr Baby so immer besser kennen.

Ein paar »Spielregeln«

Wiederholen Sie alle Bewegungs- und Spielanregungen möglichst oft, dann merkt sich Ihr Baby schnell, was zu welchem Spiel gehört: Bald freut es sich beim Anblick des Wasserballs darauf, dass es gleich darauf hin- und herschaukeln wird.
Versuchen Sie die Spiele möglichst immer auf beiden Seiten durchzuführen, damit Ihr Baby keine Lieblingsseite entwickelt. Dasselbe gilt fürs Hochnehmen und Tragen des Babys. So schonen Sie auch Ihren eigenen Rücken. Bei vielen Spielen müssen Sie Ihr Baby hochheben. Dabei verwenden Sie bitte immer die beiden sicheren Griffe von Seite 53. Ihr Baby braucht nur wenige Spielsachen. Einfaches, schönes Spielzeug sollten Sie immer griffbereit haben. Sie können es auch selbst anfertigen ▶ **siehe Seite 115.**

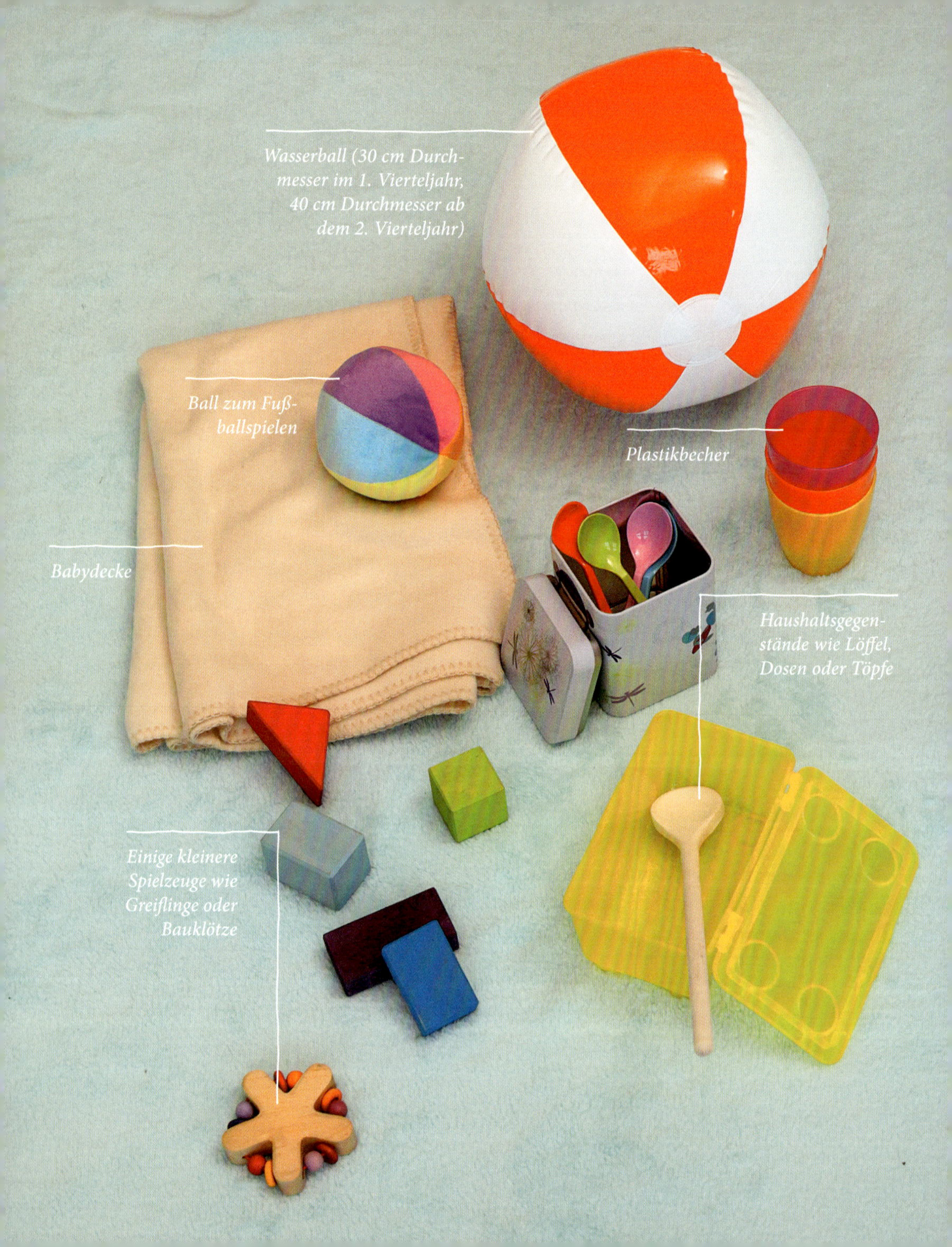
Wasserball (30 cm Durchmesser im 1. Vierteljahr, 40 cm Durchmesser ab dem 2. Vierteljahr)
Ball zum Fußballspielen
Plastikbecher
Babydecke
Haushaltsgegenstände wie Löffel, Dosen oder Töpfe
Einige kleinere Spielzeuge wie Greiflinge oder Bauklötze

Wichtige Griffe für Spiel und Alltag

Nehmen Sie Ihr Baby grundsätzlich mit diesen Griffen auf. Probieren Sie beide Griffe einige Male aus, bevor Sie sich den Spielanregungen zuwenden. Sie werden selbst spüren, dass Sie Ihr Baby damit sehr sicher hochnehmen und halten können.

SCHALENGRIFF

- Halten Sie Ihr auf dem Rücken liegendes Kind mit beiden Händen seitlich am Rumpf fest.
- 1 Ihre Daumen liegen dabei auf dem Brustkorb, die anderen Finger leicht gespreizt an seinem Rücken. So bilden Ihre Hände eine breite »Schale« um seinen Körper. Fassen Sie es nicht direkt unter den Achseln an – das könnte ihm wehtun –, sondern etwas weiter unten.

ÜBER DIE SEITE HOCHNEHMEN

- 2 Liegt Ihr Baby auf dem Rücken, fassen Sie es am Rumpf im Schalengriff. Drehen Sie es so, dass es seitlich liegt, und heben es in dieser Position langsam hoch. Ihr Baby kann dabei seinen Kopf selbst halten, ohne dass Sie ihn abstützen müssen.
- Um Ihr Baby wieder hinzulegen, bringen Sie es in die Seitenlage und legen es vorsichtig hin: Zuerst berühren Babys Füße, Hüfte und Schulter die Unterlage, dann wird der Kopf abgelegt.

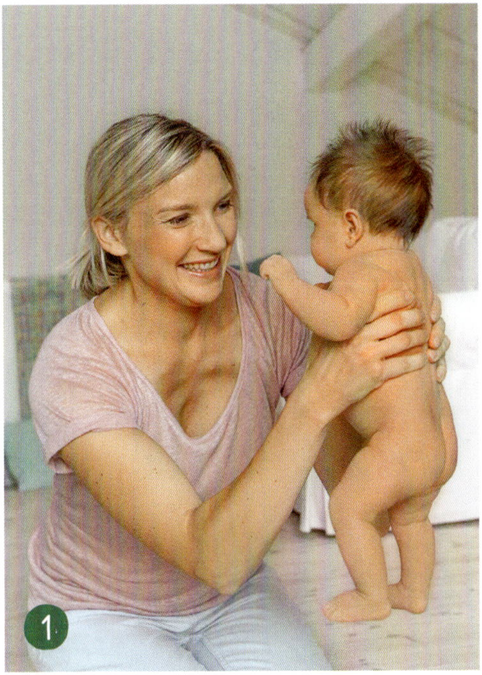

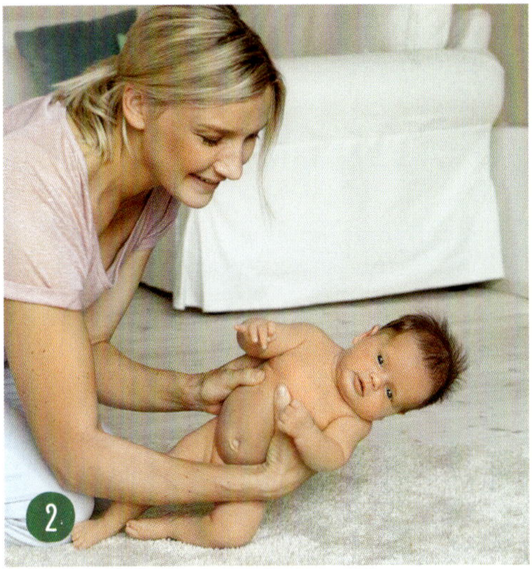

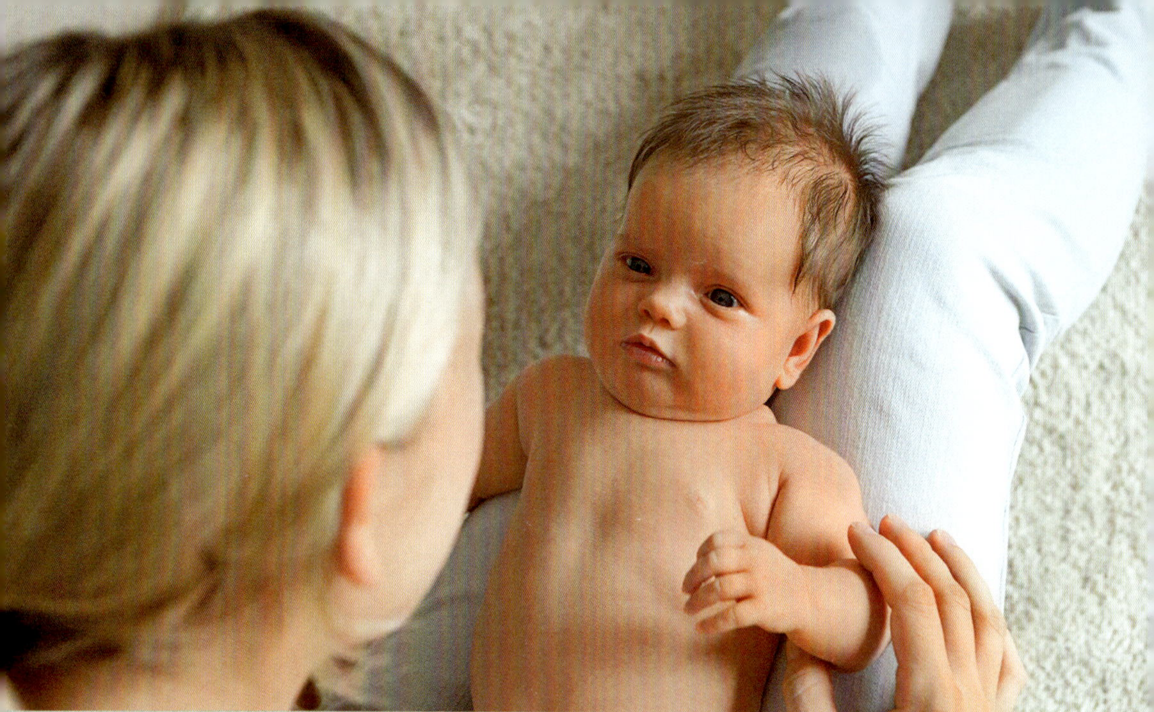

SPIELE FÜR DAS ERSTE VIERTELJAHR

Schon in den allerersten Tagen können Sie mit Ihrem Neugeborenen auf vielfältige Weise spielen. Welche Spielzeuge Sie bei den Spielanregungen im ersten Vierteljahr einsetzen können, haben Sie auf Seite 52 gesehen. Bei vielen Spielen muss Ihr Baby hochgehoben werden: Fassen Sie es dazu im sicheren Schalengriff und nehmen Sie es über die Seite hoch ▸ **siehe Seite 53**. Bitte lesen und probieren Sie diese Abläufe erst genau, bevor Sie mit den Spielen beginnen. Die sicheren Griffe sind auch im Alltag sehr nützlich: Ist Ihr Baby beispielsweise auf Ihrem Arm eingeschlafen und Sie möchten es in sein Bettchen legen, vermeiden Sie durch das seitliche Ablegen, dass es aufwacht. Gerade bei einem jungen Baby kann nämlich der Moro-Reflex ▸ **siehe Seite 23** ausgelöst werden, wenn Sie es direkt auf den Rücken legen: Es erschrickt und wacht wieder auf.

Achten Sie von Anfang an auch darauf, Ihr Baby nicht immer über die gleiche Seite hochzunehmen. Für seine Entwicklung ist es wichtig, dass Sie es gleichmäßig abwechselnd über die linke und die rechte Seite hochnehmen und hinlegen. So lernt Ihr Baby beispielsweise, seinen Kopf nach beiden Seiten auszubalancieren.

Beweglicher Kopf und flinke Augen

In den ersten drei Lebensmonaten lernt Ihr Baby zuerst etwas ganz genau zu betrachten: Mamas oder Papas Gesicht oder einen kleinen, gut sichtbaren Gegenstand. Kurze Zeit später erweitert sich sein Blickfeld, und das Baby kann das interessante Objekt auch mit den Augen verfolgen, wenn dieses sich langsam hin und her bewegt.

Nach einigen Wochen dreht Ihr Baby auch seinen Kopf mit, wenn sich die Person beziehungsweise der Gegenstand langsam von einer Seite zur anderen bewegt. Mit den Spiel- und Bewegungsanregungen auf den folgenden Seiten können Sie diese Entwicklung unterstützen.

Entwicklung optimal fördern

Weicht die Entwicklung Ihres Kindes auffällig vom altersentsprechenden Durchschnitt ab oder ist Ihr Kind behindert oder von Behinderung bedroht, sollten Sie sich bei Ihrem Kinderarzt erkundigen, wie Sie die Entwicklung Ihres Babys optimal unterstützen und fördern können. Sicher wird er Ihnen gern sagen, welche Spiel- und Bewegungsanregungen speziell für Ihr Kind am besten geeignet sind.

INFO

WIE WEINENDE BABYS SICH BERUHIGEN LASSEN

Viele Erwachsene versuchen ein weinendes Baby zu beruhigen, indem sie eine Rassel hastig über seinem Gesicht hin und her bewegen – meist mit dem Ergebnis, dass das Baby noch mehr schreit. Es kann sein Gleichgewicht nicht selbst wiederherstellen, da zu viel auf es einströmt. Legen Sie sich einmal auf den Rücken und bitten jemanden, 25 Zentimeter über Ihrem Gesicht einen Schlüsselbund zu bewegen: ein bedrohliches Gefühl! Zeigen Sie Ihrem weinenden Baby lieber Ihr Gesicht und sprechen Sie beruhigend mit ihm. Wenn das nicht hilft, legen Sie Ihr Kind an Ihre Schulter, streicheln es und gehen mit ihm etwas auf und ab.

WER IST DENN DA?

- **Das ist neu:** ein Gesicht fixieren.
- Ihr Baby liegt auf dem Rücken. Zeigen Sie ihm im Abstand von 20 bis 25 Zentimetern Ihr Gesicht, sprechen Sie mit ihm und lächeln Sie Ihr Baby an.
- **Was tut Ihr Baby?** Es versucht Ihre Augen oder Ihren Mund genau zu betrachten. Anfangs gelingt ihm das nur für kurze Zeit. Wenn es ihm zu anstrengend wird, wendet es die Augen ab.
- **Und später?** Mit der Zeit betrachtet es Ihr Gesicht immer länger.

JETZT GIBT'S WAS ZU SEHEN!

- **Sie brauchen:** ein Spielzeug, etwa einen roten Greifring.
- **Das ist neu:** ein Spielzeug fixieren.
- Zeigen Sie Ihrem Kind das Spielzeug.
- **Was tut Ihr Baby?** Es wird das interessante Objekt genau betrachten. Anfangs nur kurz, mit der Zeit immer länger. Schließlich wendet es seine Augen ab – Zeit für etwas anderes!

WO IST ES HIN?

- **Sie brauchen:** eventuell ein kleines, gut erkennbares Spielzeug, zum Beispiel einen roten Greifring.
- **Das ist neu:** einem Spielzeug oder Ihrem Gesicht nachsehen.
- (1) Bewegen Sie das Spielzeug (oder einfach Ihr Gesicht) ganz langsam vor den Augen Ihres Babys hin und her.
- **Was tut Ihr Baby?** Ihr Kind hat die Möglichkeit, mit den Augen zu verfolgen, wie sich der Gegenstand bewegt.
- **Und später?** Ihr Kind dreht seinen Kopf in die Richtung, in die sich der Gegenstand bewegt. Nach einigen Wochen können Sie das Spielzeug auch zu Babys Füßen hin und wieder zurück Richtung Kopf bewegen. Gegen Ende des dritten Monats können Sie es langsam über dem Gesicht Ihres Babys kreisen lassen.
- **Wichtig:** Bewegen Sie den Gegenstand beziehungsweise Ihr Gesicht nur langsam und nur so weit, wie Ihr Baby ihm mit Augen und Kopf folgen kann.

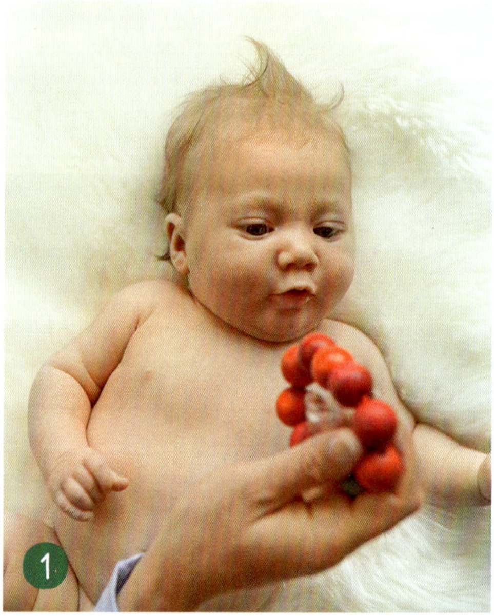

AUF MAMAS SCHOSS

- **Sie brauchen:** für sich selbst ein Kissen zum Anlehnen.
- **Das ist neu:** auf Mamas Oberschenkeln liegen und den Kopf dabei ganz allein in der Mitte halten.
- Setzen Sie sich bequem auf den Boden, sodass Sie sich an die Wand lehnen können. Winkeln Sie Ihre Beine etwas an und legen Ihr Baby mit dem Rücken auf Ihre Oberschenkel. Sein Kopf liegt auf Ihren Knien und sein Po in Ihrem Schoß. Die Beine Ihres Babys sind angewinkelt.
- Bieten Sie ihm die Spiele von Seite 56 an. Durch den engen Körperkontakt entsteht eine besonders innige Atmosphäre, die Sie beide nach Herzenslust genießen dürfen. In dieser Haltung (ohne Schaukeln) kann Ihr Baby sich auch ausruhen, etwa nach einem anstrengenderen Spiel.
- **Und später?** Wenn Sie Ihre Beine langsam nach rechts und links bewegen, also leicht schaukeln, wird Ihr Baby versuchen auch diese Lageveränderung auszugleichen, indem es sein Köpfchen selbst ausbalanciert.

EINMAL HIN – EINMAL HER ...

- **Das ist neu:** selbstständig den Kopf langsam hin- und herdrehen.
- (2) Ihr Baby liegt bei diesem Spiel auf dem Rücken. Reichen Sie ihm Ihre Zeigefinger. Wenn Ihr Baby beide Finger festhält, bewegen Sie Ihre Hände ganz langsam und vorsichtig zur Seite. Schaut Ihr Baby gerade zu einer bestimmten Seite, führen Sie die Finger zuerst in diese Richtung.
- **Was tut Ihr Baby?** Es wird die Bewegung Ihrer und auch seiner eigenen Hände neugierig mit den Augen verfolgen und seinen Kopf dabei selbstständig von einer Seite auf die andere drehen.
- **Wichtig:** Reichen Sie Ihrem Baby wirklich nur die Finger, damit es sich daran festhalten kann. Halten Sie es dabei aber auf keinen Fall an den Handgelenken fest! Falls Ihr Baby Ihre Finger nicht von allein umklammern will, beenden Sie das Spiel fürs Erste und versuchen es besser mit einer anderen Anregung.

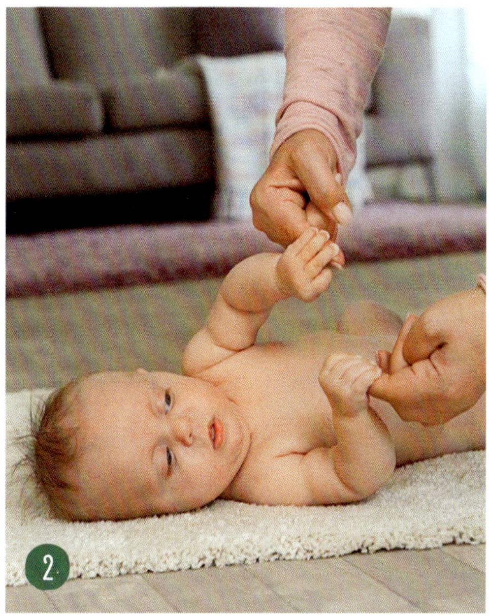

RUNDHERUM IST GAR NICHT SCHWER

- **Das ist neu:** bäuchlings liegen (das ist gar nicht so einfach, aber wichtig um später das Krabbeln zu lernen).
- Ihr Kind liegt mit dem Rücken auf der Unterlage. Umfassen Sie einen seiner Oberschenkel von außen, sodass Ihr Daumen an der Unterseite liegt, Ihre anderen Finger auf der Oberseite.
- Dabei gilt: Schaut Ihr Kind nach links, umfassen Sie das rechte Bein, schaut es nach rechts, nehmen Sie das linke.
- 1 Führen Sie nun das umfasste Bein langsam über das andere Bein, sodass Ihr Baby sich selbst auf die Seite und eventuell auf den Bauch dreht.
- **Was tut Ihr Baby?** Mit Ihrer kleinen Hilfe kann es selbst aktiv werden, indem es Kopf und oberen Rumpf dreht, anhebt und auf den Bauch gelangt: »Schwups, ich habe es fast allein geschafft und mir den Bewegungsablauf gemerkt!«
- Oft bleibt der Arm, über den der Körper des Babys gerollt ist, »eingeklemmt«. Warten Sie kurz ab, ob es ihn aus eigener Kraft herausbekommt. Wenn nicht, streichen Sie mit der flachen Hand von seinem Hinterkopf bis zum Po.
- Stabilisieren Sie nun sein Becken mit Ihrer Hand. Durch den sanften Druck kann das Baby den Arm befreien. Wenn der Arm jedoch ungünstig unterm Bauch liegt und Ihr Baby es nicht allein schafft, ziehen Sie ihn sanft heraus.
- Dieses Spiel eignet sich auch gut, wenn Sie Ihr Baby aktiv am An- und Ausziehen beteiligen wollen.

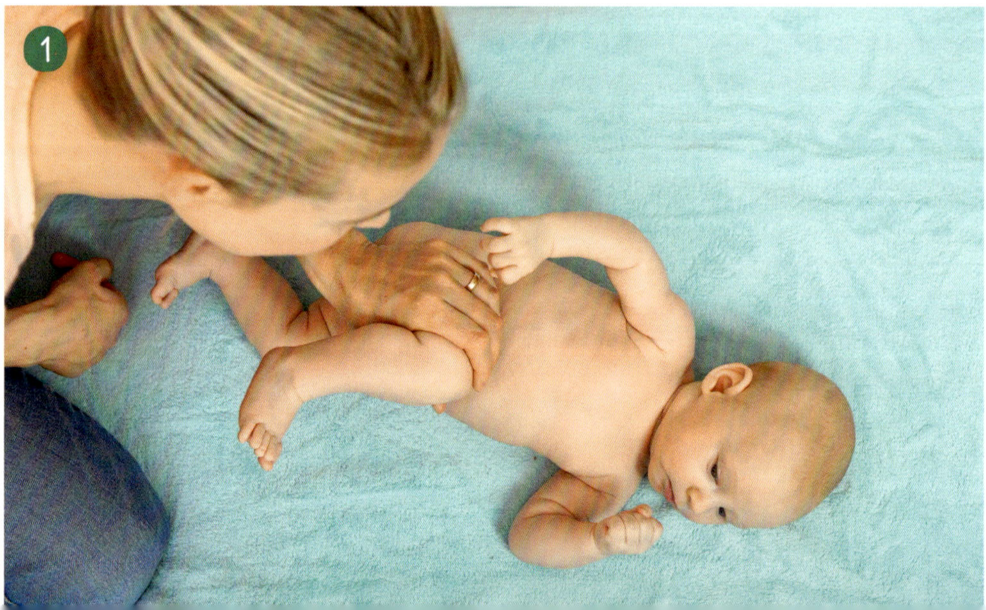

INFO

DIE KUNST DES SELBSTSTÄNDIGEN DREHENS UM DIE EIGENE ACHSE

Bei »Rundherum ist gar nicht schwer« geht es noch nicht darum, dass Ihr Baby sich willentlich vom Rücken auf den Bauch dreht! Selbstständig kann ein Baby dies mit etwa einem halben Jahr. Sie nutzen bei dem Spiel aber einen der angeborenen Reflexe, die »massenhafte Bewegung« ▸ **siehe Seite 24**. So kann Ihr Baby den »Weg« von der Rückenlage auf den Bauch genau spüren, weil sein Körper dabei stets in Kontakt mit dem Boden bleibt. Eine prima Vorübung für das spätere selbstständige Umdrehen!
Wie bei fast allen PEKiP-Spielen sollten Sie auch bei den Drehspielen darauf achten, dass Ihr Baby die Bewegung auf beiden Körperseiten gleichmäßig ausführt, damit es keine Lieblingsseite entwickelt. Sicher haben Sie wie die meisten Menschen eine Schokoladenseite. Achten Sie darauf, diese Einseitigkeit nicht an Ihr Kind weiterzugeben.

BABY IN DER HÄNGEMATTE

- **Sie brauchen:** eine feste, ausreichend große Babydecke und einen zweiten Erwachsenen zum Schaukeln.
- **Das ist neu:** Durch die sanften Schaukelbewegungen trainiert Ihr Baby sein Gleichgewicht und seinen Kopf in der Mitte zu halten.
- (2) Legen Sie Ihr Baby in Rückenlage in die Mitte der Decke. Fassen Sie nun die Decke sicher an den Ecken, der eine die beiden Ecken am Kopfende, der andere die am Fußende, und heben Sie Decke und Baby vorsichtig hoch.
- Beobachten Sie die Reaktionen Ihres Babys genau und sprechen Sie während des Spiels mit ihm.
- Wenn Sie das Gefühl haben, dass es ihm in der Decke gefällt, können Sie es nun langsam von links nach rechts schaukeln.

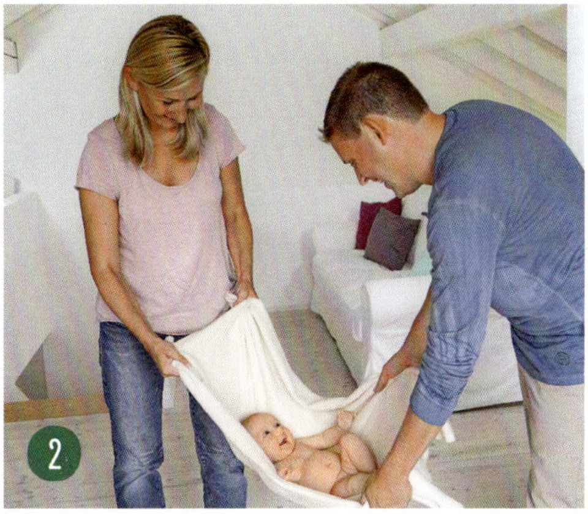

Schaukeln Sie Ihr Baby gerade anfangs nur langsam und vorsichtig, denn es hat in der Decke ein anderes Körpergefühl als auf festem Grund.

- **Und später?** Je älter Ihr Baby wird, umso schneller und »wilder« will es sicher geschaukelt werden. Beobachten Sie dabei immer seine Reaktionen! Mit etwa einem Jahr mögen viele Kinder auch folgende Variante: Nach dem Schaukeln »werfen« Sie Ihr Kind sanft und vorsichtig aus seiner Hängematte auf das weiche Bett. Manche Babys mögen es anfangs lieber rauf und runter »geschaukelt« zu werden – aber ganz langsam.
- Wenn Ihr Kind unruhig ist, versuchen Sie es doch mal mit einer sanften Schaukelrunde: sie wirkt beruhigend.
- Dieses Spiel können Sie schon Ihrem zwei Monate alten Baby anbieten. Es ist aber ein richtiger Dauerbrenner: Auch größere Babys und Kleinkinder lieben es!

KOPF HOCH – IN JEDER LAGE

- **Das ist neu:** den Kopf in Seitenlage halten und ausbalancieren.
- Ihr Baby liegt auf dem Rücken vor Ihnen. Nehmen Sie es im Schalengriff ▸ siehe Seite 53 über die Seite hoch. Halten Sie es waagrecht einige Sekunden 10 bis 20 Zentimeter in die Höhe.
- **Was tut Ihr Baby?** In der waagrechten Lage kann es seinen Kopf für kurze Zeit ohne Unterstützung halten. Ihr Baby wird vielleicht etwas stöhnen, um Ihnen zu sagen: »Oh, ist das anstrengend, aber ich schaffe es ganz allein!«

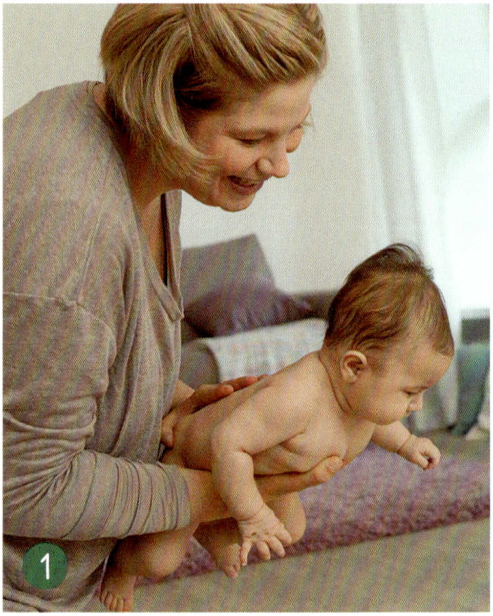

- 1 **Und später?** Wenn Ihr Baby in der Seitenlage den Kopf schon länger halten kann, können Sie das Spiel in der Bauchlage weiterführen. Halten Sie Ihr Kind zuerst wie oben beschrieben, um es dann in die Bauchlage zu drehen. Die Brust Ihres Babys liegt auf Ihrer unteren Hand. Mit der anderen Hand stützen Sie sanft seinen Rücken. Lassen Sie Ihr Kind in dieser Lage seinen Kopf selbstständig ausbalancieren. Halten Sie es dabei so hoch, dass seine Füße den Boden nicht berühren.

BALANCEAKT FÜR KLEINE

- **Das ist neu:** den Kopf in senkrechter Lage ausbalancieren.
- Fassen Sie Ihr auf dem Rücken liegendes Baby mit beiden Händen im Schalengriff und heben Sie es langsam über die Seite hoch ▸ siehe Seite 53.
- In dieser senkrechten Haltung können Sie sich mit Ihrem Kind ein wenig »unterhalten« – dabei kann es seinen Kopf selbst ausbalancieren, ohne dass Sie sein Köpfchen mit der Hand stützen.
- **Wichtig:** Beenden Sie das Spiel, sobald Sie bemerken, dass Ihr Baby müde wird.

BABYKARUSSELL

- **Das ist neu:** in der Seitenlage Kopf und Beine selbstständig ausbalancieren.
- Fassen Sie Ihr auf dem Rücken liegendes Baby mit beiden Händen im Schalengriff und heben Sie es langsam über die Seite hoch ▸ siehe Seite 53.
- (2) Bewegen Sie Ihr Baby nun in langsamen, fließenden Bewegungen in einem Halbkreis von links nach rechts, wie bei einem Scheibenwischer.
- **Wichtig:** Auch dieses Spiel kann anfangs schnell anstrengend für Ihr Kind sein. Legen Sie dann eine Pause ein.

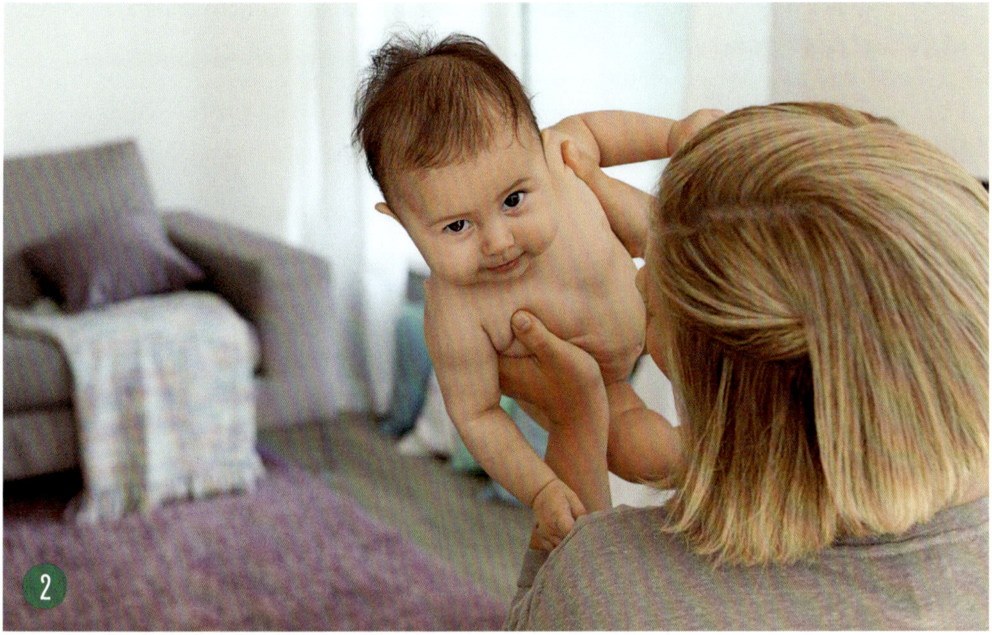

Spiele für Hände und Füße

In seinen ersten zwei bis drei Lebensmonaten kann Ihr Baby noch nicht bewusst greifen. Es übt jedoch unermüdlich. Aus den zufälligen Greifversuchen wird mit der Zeit ein bewusstes Zugreifen. Die folgenden Anregungen unterstützen die Beweglichkeit von Händen und Füßen.

SCHÖNE STREICHELEINHEITEN

- **Das ist neu:** die Hände reflexhaft öffnen und schließen.
- (1) Streicheln Sie sanft die Außenseite der Hände Ihres Babys.
- **Was tut Ihr Baby?** Durch die Berührung öffnet es unwillkürlich seine Hände und schließt sie dann wieder ▸ siehe Seite 23.
- Wenn Ihr Baby sein Fäustchen öffnet, können Sie Ihren Finger hineinlegen. So spürt es Ihre Wärme in seiner Hand.

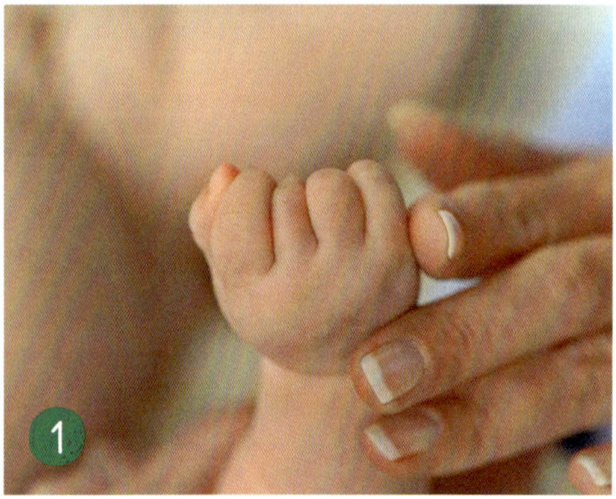

- **Und später?** Legen Sie gut greifbare Gegenstände in die Hand Ihres Babys: ein Tuch, einen leichten Greifring, ein Stück Butterbrotpapier ...

ERSTE GREIFVERSUCHE

- **Sie brauchen:** ein kleines, gut greifbares Spielzeug, etwa einen Ring mit Bändchen ▸ siehe Seite 116.
- **Das ist neu:** Greifen in Rückenlage.
- Zeigen Sie Ihrem auf dem Rücken liegenden Baby das Spielzeug und halten Sie es in ungefähr 25 Zentimetern Abstand vor seine Augen.
- **Was tut Ihr Baby?** Es macht spontane Armbewegungen, berührt den Gegenstand zufällig, greift ihn und lässt ihn wieder los.
- **Und später?** Etwa gegen Ende des dritten Monats werden die Greifversuche immer willkürlicher und zielgerichteter.

KITZLIGE GYMNASTIK

- Berühren Sie die Ferse Ihres Babys mit Ihrem Finger.
- **Was tut Ihr Baby?** Wahrscheinlich spreizt es seine Zehen, sobald es die Berührung spürt. Wenn Sie die Fußballen berühren, krümmt Ihr Baby die Zehen.
- **Tipp:** Vor allem Winterbabys haben in den ersten Monaten häufig kalte Füßchen. Dieses Spiel macht Spaß und regt nebenbei noch die Durchblutung an: Die Füßchen erwärmen sich.

MAGNETISCH ANGEZOGEN

- **Das ist neu:** Die Strampelbewegungen bei diesem Spiel basieren auf angeborenen Reflexen ▸ siehe Seite 23. Ihr Baby braucht sie, um Krabbeln und Laufen zu lernen.
- Ihr Baby liegt auf dem Rücken, seine Füße zeigen zu Ihnen.
- Berühren Sie nun mit Ihren Handflächen seine beiden Fußsohlen. Drücken Sie mit der einen Hand etwas fester.
- **Was tut Ihr Baby?** Es beginnt seine Beine abwechselnd zu beugen und zu strecken. Ihre Hände bleiben dabei wie Magnete an seinen Fußsohlen.
- **Wichtig:** Ihr Baby bestimmt ganz allein, wie schnell es sich bewegt. Ein Lächeln und liebevolle Worte sind für Ihr Kind die schönste Belohnung.

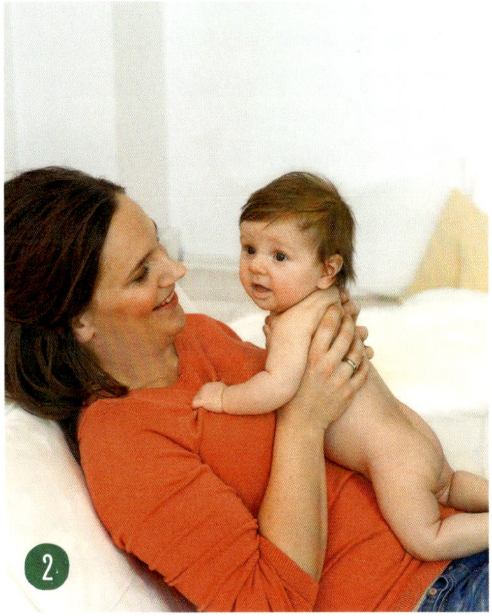

IN DER SCHOSSLAGE MAGNETISCH ANGEZOGEN

- **Sie brauchen:** für sich selbst ein Kissen zum Anlehnen.
- **Das ist neu:** Die Wirkung des Spiels ist die gleiche wie beim vorigen.
- Lehnen Sie sich bequem zurück. Wenn Sie auf dem Boden sitzen, können Sie sich an einen stabilen Sessel oder ein Sofa lehnen. Mit einem Kissen für den Rücken wird es für Sie noch angenehmer.
- **2** Legen Sie Ihr Baby bäuchlings auf Ihren Bauch und Oberkörper. Halten Sie es im Schalengriff. Seine Fußsohlen berühren Ihre Oberschenkel oder Ihren Schoß.
- Sie halten das ganze Gewicht Ihres Babys mit dem Schalengriff ▸ siehe Seite 53, Ihr Kind liegt aber dennoch auf Ihrem Bauch. Bitte verwechseln Sie dieses Spiel nicht mit dem späteren Hopsen ▸ siehe Seite 81! Dafür ist Ihr Baby noch zu klein.
- **Was tut Ihr Baby?** Es beginnt seine Beine zu strecken und zu beugen.
- Legen Sie immer wieder ausgedehnte Schmusepausen ein, bei denen Ihr Baby sein Köpfchen an Ihre Brust lehnen kann. Auch die gemeinsame Spielzeit können Sie in dieser Haltung beenden: Denken Sie nur daran, ein Handtuch unterzulegen, damit Ihrem Baby kein Malheur passiert.

ZU FUSS GEGEN DEN BALL

- **Sie brauchen:** einen etwas kleineren Wasserball mit einem Durchmesser von höchstens 30 Zentimetern.
- **Das ist neu:** ganz allein einen großen Gegenstand bewegen.
- (1) Befestigen Sie den Ball an einer Schnur. Halten Sie ihn an Babys Fußsohlen (nicht über Beine oder Gesicht!).
- In den ersten Wochen können Sie Ihre flache Hand stützend unter Babys Po legen.
- **Was tut Ihr Baby?** Es tritt sicher lebhaft gegen den Ball.
- **Wichtig:** Die Schnur am Ball darf nicht länger als 15 Zentimeter sein. Sollte Ihr Baby später mit dem Ball spielen und sich dabei vom Rücken auf den Bauch drehen, könnte sich die Schnur andernfalls um seinen Hals wickeln!

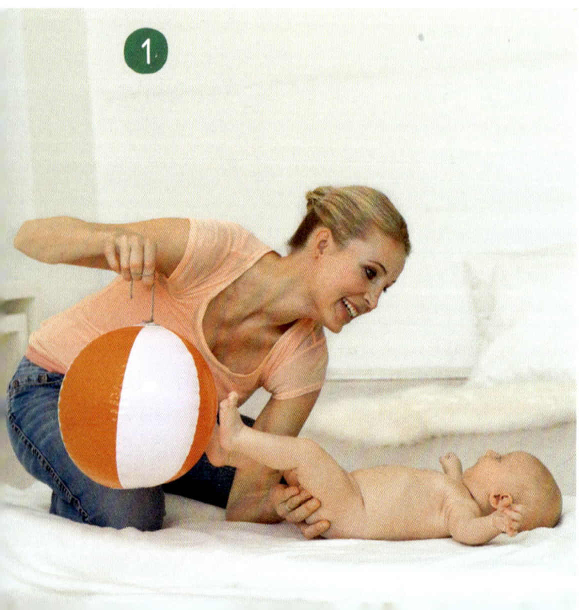

Auf dem Bauch liegen

Viele Babys liegen in den ersten Lebensmonaten nur ungern auf dem Bauch, da es ihnen noch schwer fällt, den Kopf hochzuhalten. Diese Lage ist aber sehr wichtig, um die Muskeln für das spätere Krabbeln zu stärken. Legen Sie Ihr Baby immer wieder auf den Bauch, wenn es wach ist. Allein kann es sich noch nicht umdrehen ▸ **siehe Seite 59.** Mit den folgenden Spielen können Sie ihm die Bauchlage schmackhafter machen!

AUGE IN AUGE

- **Sie brauchen:** eine Nackenrolle oder ein Kopfkissen für sich selbst.
- **Das ist neu:** den Kopf etwas höher halten, sich abstützen.
- Legen Sie sich auf den Rücken und legen Sie Ihr Baby bäuchlings mit dem Oberkörper auf Ihre Brust, sodass Ihr Kind Sie ansieht. Halten Sie ein kleines Zwiegespräch!

DAS TUT GUT!

- **Das ist neu:** den Kopf heben – Selbstvertrauen gewinnen.
- Legen Sie Ihr Baby auf den Bauch. Streichen Sie nun immer wieder vom Hinterkopf bis zum Po sanft mit Ihrer flachen Hand über Babys Rücken: Durch den Hautkontakt wird die Bauchlage reizvoller.
- **Was tut Ihr Baby?** Durch den sanften Druck, vor allem auf den Po, hebt schon Ihr Neugeborenes kurz den Kopf hoch.

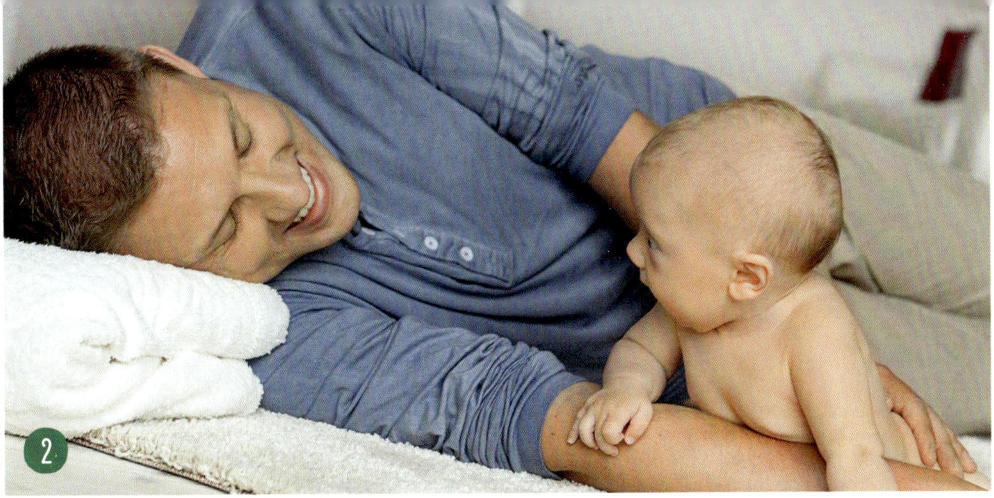

2

BEQUEM AUF PAPAS ARM

- **Sie brauchen:** eventuell ein Kissen für Ihren Kopf; später ein Handtuch oder eine Babydecke.
- **Das ist neu:** sich auf dem Unterarm abstützen, den Kopf etwas länger halten.
- Ihr Baby liegt auf dem Bauch. Legen Sie sich auf die Seite, leicht diagonal Ihrem Baby zugewandt.
- 2 Schieben Sie nun Ihren Unterarm unter den Brustkorb Ihres Babys, sodass es bequem darauf zum Liegen kommt. Seine Oberarme befinden sich dabei vor Ihrem Unterarm, so fällt es Ihrem Kind noch leichter, den Kopf zu heben.
- **Was tut Ihr Baby?** Es stützt sich auf seine Unterarme. Gelegenheit für eine kleine »Unterhaltung«!
- **Und später?** Etwas später können Sie das Spiel verändern, indem Sie ein Tuch so zusammenrollen, dass der Durchmesser etwa dem Ihres Unterarms entspricht. Legen Sie Ihr Baby bäuchlings darauf, sodass seine Brust auf der Rolle liegt und die Arme davor. Wenn Sie seinen Rücken sanft vom Nacken bis zum Po streicheln, fällt es Ihrem Kind leichter, seinen Kopf oben zu halten.

QUER AUF MAMAS BEINEN LIEGEN

- **Das ist neu:** Der direkte Körperkontakt motiviert Ihr Kind, trotz der Anstrengung länger auf dem Bauch liegen zu bleiben und sein Köpfchen zu halten. Dabei fühlt es sich besonders wohl, wenn es auf Ihren nackten Beinen liegen darf!
- Setzen Sie sich mit gestreckten Beinen auf den Boden, legen Sie Ihr Baby quer über Ihre Oberschenkel. Eine Hand legen Sie auf den Po Ihres Babys, so geben Sie Ihrem Kind zusätzlich Halt.
- **Und später?** Anspruchsvollere Varianten des Spiels für ältere Babys finden Sie auf den Seiten 73, 74 und 91.

SCHAUKELN AUF DEM WASSERBALL

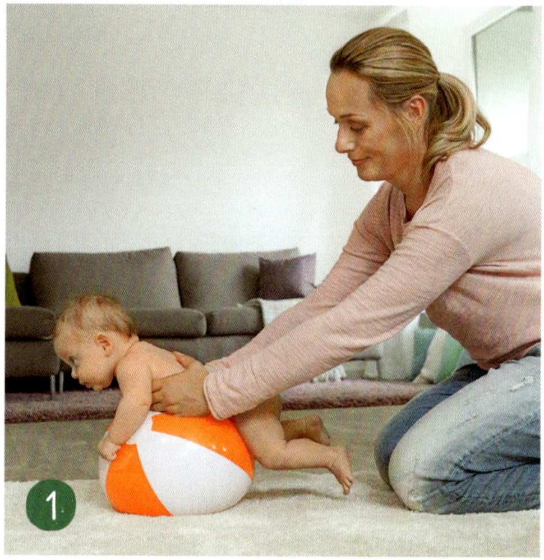

- **Sie brauchen:** einen Wasserball mit einem Durchmesser von 20 bis 30 Zentimetern.
- **Das ist neu:** sich mit den Füßen abstoßen und so eine neue Perspektive entdecken.
- Blasen Sie den Wasserball nicht ganz prall auf. Er sollte auf Druck leicht nachgeben.
- (1) Legen Sie Ihr Baby bäuchlings auf den Wasserball, sodass sein Brustkorb aufliegt. Seine Füße berühren dabei leicht den Boden. Halten Sie es im sicheren Schalengriff ▸ **siehe Seite 53.**
- **Was tut Ihr Baby?** Es stößt sich bald selbst begeistert mit den Füßen ab. Bewegen Sie

INFO

DAS SPIELEN ENTWICKELT SICH IMMER WIEDER WEITER

Die Spielvarianten mit Ball sind ein sehr gutes Beispiel dafür, wie sich Ihr Baby – und ein Spiel – mit den Monaten und Jahren weiterentwickelt:

- Erstes Vierteljahr: Das Baby stößt sich mit den Füßen reflexhaft ab.
- Erstes Vierteljahr: Bäuchlings auf dem großen Ball zu liegen und hin- und herzuschaukeln macht die Bauchlage attraktiver (siehe Spielanregung oben).
- Zweites Vierteljahr: Das Baby lernt, ein vor dem Ball liegendes Spielzeug durch aktives Abstoßen mit den Füßen zu erreichen ▸ **siehe Seite 76.**
- Zweites Halbjahr: Das Kind stützt sich auf dem Ball liegend nach vorn ab – eine gute Vorbereitung für das spätere Krabbeln ▸ **siehe Seite 91.**
- Später spielen Einjährige gern allein bäuchlings auf dem Ball (mit den Füßen auf dem Boden).
- Ältere Kinder rollen mit Schwung nach vorn und stützen sich mit den Händen am Boden ab, während Ober- oder Unterschenkel auf dem Ball bleiben.
- ... und auch für die Erwachsenen gibt es viele wohltuende und kräftigende Übungen mit dem Gymnastikball!

es wieder zurück. Ihr Kleines wird sich wahrscheinlich abstoßen.

- **Und später?** Bewegen Sie Ihr Kind auch etwas nach rechts und links. Dabei bestimmt Ihr Baby das Tempo! Für diese Variante darf der Ball größer sein, auch ein Gymnastikball eignet sich: Ihr Baby muss den Boden nicht berühren.

Erste Tragespiele

Im ersten Lebensjahr sind Kinder nicht nur Säuglinge sondern auch Traglinge: Sie wollen so oft und so viel wie möglich herumgetragen werden. Das hört sich im ersten Moment zwar anstrengend an, aber die Mühe lohnt sich auch für die Eltern: Getragene Kinder sind zufriedener, weinen weniger und bekommen nebenbei noch die beste Förderung für ihre kognitive Entwicklung. Die folgenden Tragespiele unterstützen die Eigenaktivität Ihres Babys, besonders die aktive Kopfhaltung. Probieren Sie alle Anregungen zuerst auf dem Boden sitzend oder kniend aus. Wenn Ihr Baby die Positionen kennt und Sie sich sicher fühlen, können Sie mit ihm in der Wohnung umhergehen. Bewegen Sie sich dabei aber nicht zu schnell. Für die Tragespiele brauchen Sie Zeit und Muße. In alltäglichen Situationen, etwa wenn Sie schnell mit Baby auf dem Arm zum Telefon laufen, eignen sich die Spiele nicht, denn dann braucht Ihr Baby das Gefühl, dass es sicher gehalten wird!

WAS PASSIERT HINTER PAPAS RÜCKEN?

- **Das ist neu:** den Kopf ausbalancieren und eine neue Perspektive kennenlernen.
- **2** Legen Sie Ihr Baby mit seinem Oberkörper an Ihre Schulter. Schieben Sie es etwas höher, sodass seine Arme über Ihrer Schulter liegen und Ihr Baby bequem darüberschauen kann.
- Liegt es auf Ihrer linken Schulter, schieben Sie jetzt Ihren linken Unterarm unter den Po Ihres Babys. Mit der anderen Hand stützen Sie seinen Rücken in Höhe der Schulterblätter ab.
- **Wichtig:** Ihr Baby »sitzt« nur symbolisch auf Ihrem Unterarm. Sein Gewicht halten Sie mit Ihrer freien Hand.
- **Was tut Ihr Baby?** Es kann seinen Kopf selbst ausbalancieren.

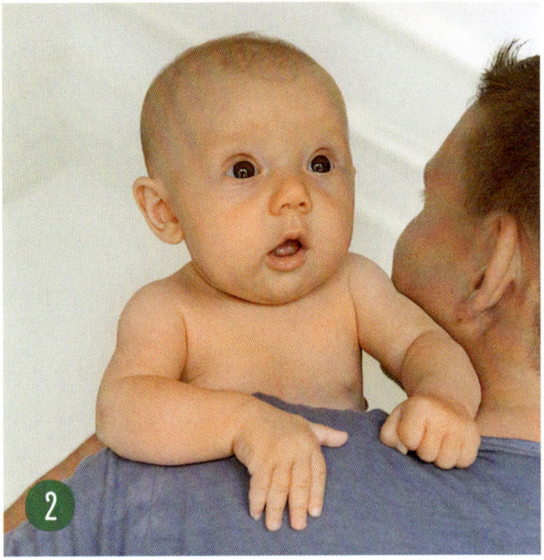

2

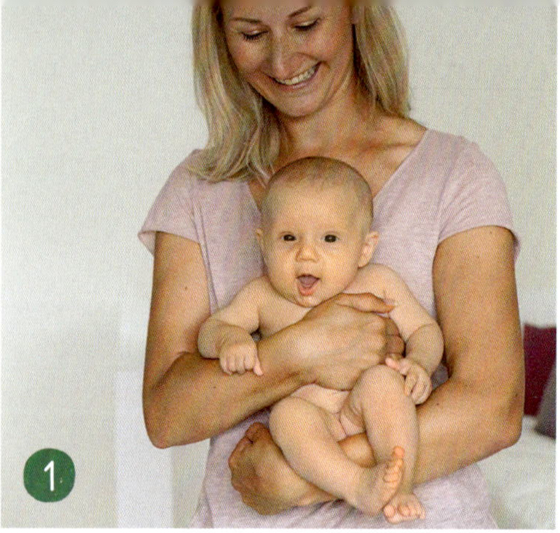

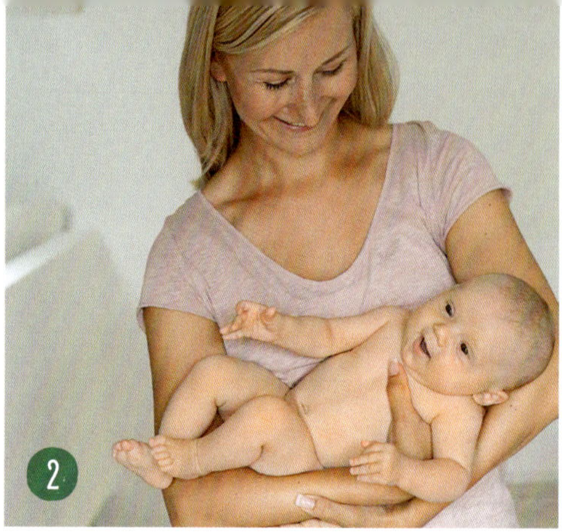

ALLES IM BLICK

- **Das ist neu:** den Kopf ausbalancieren und spüren, dass Sie es sicher halten, ohne dass es Sie sieht.
- (1) Nehmen Sie Ihr Baby über die Seite hoch ▸ siehe Seite 53, sodass es mit dem Rücken an Ihrer Brust liegt. Legen Sie Ihren Unterarm unter Babys Po.
- **Was tut Ihr Baby?** Es versucht auch in dieser Position seinen Kopf selbstständig auszubalancieren.
- **Wichtig:** Stützen Sie Ihr Baby mit der freien Hand sanft an der Brust, damit es sein Körpergewicht nicht selbst halten muss, dazu ist es noch zu klein.

GANZ SCHÖN SCHRÄG VOR MAMAS BAUCH

- **Das ist neu:** Ihr Baby schaut aus der waagrechten Lage nach vorn und nicht nach oben. So sieht es die Welt ganz neu.
- Heben Sie Ihr auf dem Rücken liegendes Baby im Schalengriff über die Seite hoch ▸ siehe Seite 53, sodass es waagrecht vor Ihrem Bauch liegt. Sein Rücken berührt dabei Ihren Bauch.
- (2) Fassen Sie Ihr Baby jetzt so, dass sein Kopf auf Ihrem Arm liegt. Mit der anderen Hand halten Sie seinen Körper fest.
- **Was tut Ihr Baby?** Im Lauf der Zeit wird Ihr Baby dabei seinen Kopf immer selbstständiger halten können!
- **Und später?** Wenn Ihr Baby mit fast drei Monaten diese anfangs ungewohnte Tragehaltung gut kennt, können Sie Ihren Arm unter seinem Kopf vorsichtig etwas nach unten bewegen. Vielleicht kann es seinen Kopf einige Sekunden allein halten!

BÄUCHLINGS AUF PAPAS ARM

- **Das ist neu:** den Kopf in dieser Position ausbalancieren.
- (3) Nehmen Sie Ihr Baby im Schalengriff über die Seite hoch. Sein Brustkorb liegt dabei auf Ihrem Unterarm, seine Arme ragen über Ihren Arm hinaus. Mit der ande-

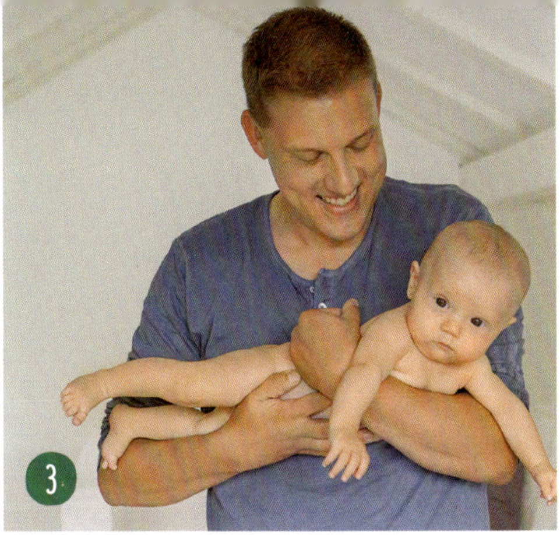

3

ren Hand stützen Sie von unten den Bauch Ihres Babys.

- Führen Sie den Arm, mit dem Sie den Bauch Ihres Babys stützen, nicht wie häufig zu sehen ist, zwischen seinen Beinen durch. Fassen Sie Ihr Baby stattdessen seitlich am Bauch.
- **Was tut Ihr Baby?** Es balanciert seinen Kopf mehr und mehr selbst aus.

INFO

PEKiP-SPIELE UND MEIN BABY: OFT GEFRAGT

Wie oft und wie lange sollte ich mit meinem Sohn (11 Wochen alt) spielen?
Planen Sie täglich eine bestimmte Zeit ein, ohne Haushalt und Telefon. Wenn Sie aus Zeitmangel nur zwei- bis dreimal pro Woche spielen können, ist auch das in Ordnung! Im ersten Vierteljahr reicht oft eine halbe Stunde, später werden die Spielzeiten länger. Auch gemeinsame Ruhephasen gehören dazu. In jedem Fall kommt es auf die Qualität an! Einige der Spiele können Sie gut in den Alltag integrieren, ohne eine extra Spielzeit einplanen zu müssen.

Ich habe gehört, dass Babys möglichst nicht auf dem Bauch schlafen sollen. Sind die PEKiP-Bauchlagespiele sicher?
Ja – und der Entwicklung förderlich! Babys wollen die Welt aus mehreren Perspektiven betrachten, nicht nur von der Rückenlage aus. Anfangs ist die Bauchlage schwieriger für Ihr Baby, weil es ihm schwer fällt, den Kopf hochzuhalten. Mit den PEKiP-Anregungen in Bauchlage kräftigt sich seine Muskulatur und Sie geben Ihrem Kind eine gute Vorbereitung für die wichtige Krabbelphase.

Meine Tochter ist ein Frühchen. Wie suche ich die PEKiP-Spiele für sie aus?
Wie in jedem Fall empfohlen orientieren Sie sich an dem momentanen Entwicklungsstand Ihrer Tochter, also daran, was sie schon kann. Die Reihenfolge der Spiele innerhalb jedes Abschnitts entspricht in etwa der Entwicklung von Babys. Berücksichtigen Sie immer auch den aktuellen Bewusstseinszustand Ihres Kindes ▸ **siehe Seite 50.**

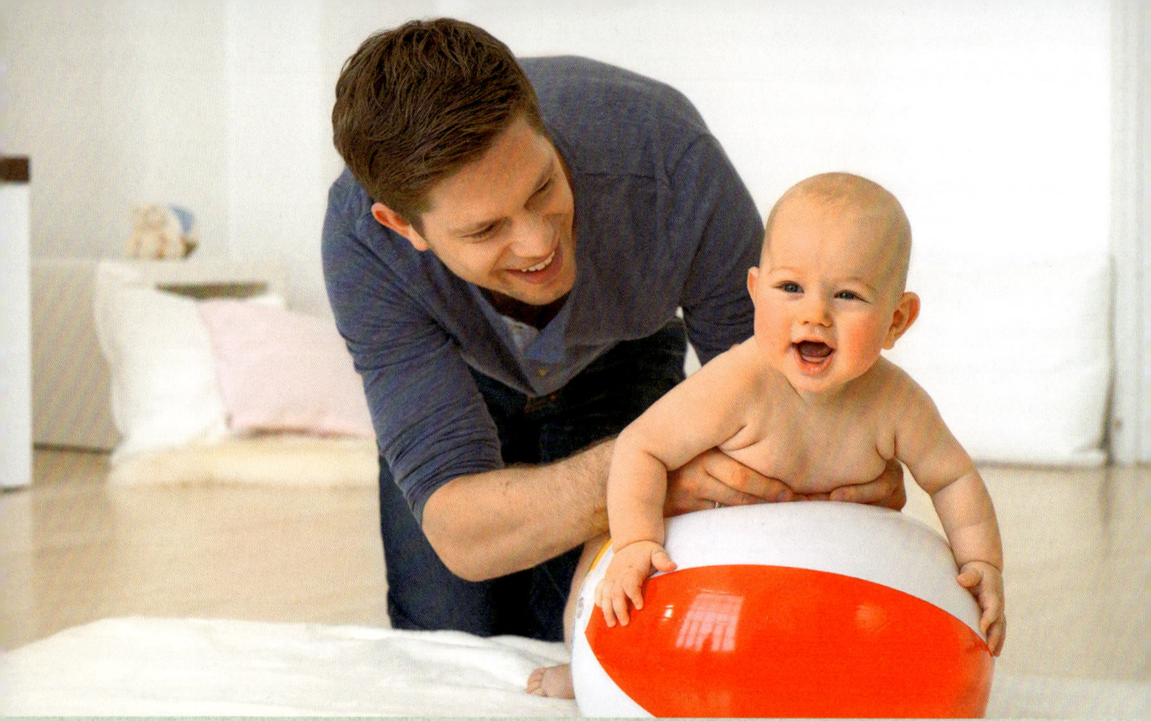

SPIELE FÜR DAS ZWEITE VIERTELJAHR

Die letzten zwölf Wochen sind rasant verflogen und mit den PEKiP-Spielen haben Sie sicher viele schöne Augenblicke miteinander verbracht. Jetzt wird es Zeit für neue Anregungen, die die neu erworbenen Fähigkeiten Ihres Babys unterstützen und seinen größeren Bewegungsmöglichkeiten entsprechen. Die alten Spiele brauchen Sie deshalb noch lange nicht zu vergessen: Ihr Baby wird an ihnen auch in den kommenden Monaten noch viel Freude haben: Es kann die Bewegungen mit der Zeit immer differenzierter ausführen und dabei selbst aktiver werden. Besonders beliebte »Dauerbrenner« sind erfahrungsgemäß die Spielanregungen mit dem Wasserball. Wenn Ihr Kind fünf oder sechs Monate alt ist, brauchen Sie sicher einen größeren Ball mit etwa 40 Zentimeter Durchmesser. Schließlich ist Ihr Baby mittlerweile schon tüchtig gewachsen!

Noch mehr Spiele für Hände und Füße

Damit die kleinen Hände Ihres Kindes immer beweglicher werden, bieten Sie ihm am besten abwechselnd unterschiedliche Greifmöglichkeiten an: mal in Bauch- und mal in Rückenlage, mal mit kleineren und mal mit größeren Gegenständen. Damit das Spielen schön spannend bleibt, finden Sie auf den folgenden Seiten viele Anregungen, die das Zupacken für Ihr Baby zur reinen Freude werden lassen.

DAS IST RIESIG!

- **Sie brauchen:** einen Wasserball.
- **Das ist neu:** in Rückenlage nach großen Sachen fassen. Für Ihr Baby ist es eine tolle Erfahrung, dass es den großen Ball allein halten kann!
- Ihr Baby liegt auf dem Rücken auf einer weichen Unterlage. Zeigen Sie ihm jetzt den Wasserball, der an einer kurzen Schnur befestigt ist ▸ **siehe Seite 64**.
- Halten Sie den Ball über Babys Brust, nicht über sein Gesicht.
- **Was tut Ihr Baby?** Anfangs berührt es den Ball eher zufällig. Mit der Zeit schlägt es mit den Händen danach. Dann ertastet es ihn vorsichtig und beginnt schließlich ihn zu umfassen.
- **Und später?** Mit fünf oder sechs Monaten wird Ihr Baby den Ball mit Händen und Füßen umgreifen.

KAUM ZU FASSEN!

- **Sie brauchen:** eine Schnur, an der verschiedene kleine Gegenstände hängen.
- **Das ist neu:** in Rückenlage nach kleinen Dingen greifen. Gar nicht so einfach!
- Zeigen Sie Ihrem auf dem Rücken liegenden Baby die Spielzeugschnur.
- **1 Was tut Ihr Baby?** Anfangs greift es mit der ganzen Hand nach den Spielsachen.
- **Und später?** Bald greift es mit gestrecktem Daumen, Zeige- und Mittelfinger nach den interessanten beweglichen Objekten, die sich unterschiedlich anfühlen.
- **Tipp**: Fädeln Sie auf zwei bis drei sechs Zentimeter lange Baumwollfäden Holzperlen, Glöckchen oder bunte Wollfäden. Verknoten Sie das Fadenende gut. Knoten Sie die Ketten in Abständen von etwa fünf Zentimetern an eine Schnur, zum Beispiel an einen Schnürsenkel.

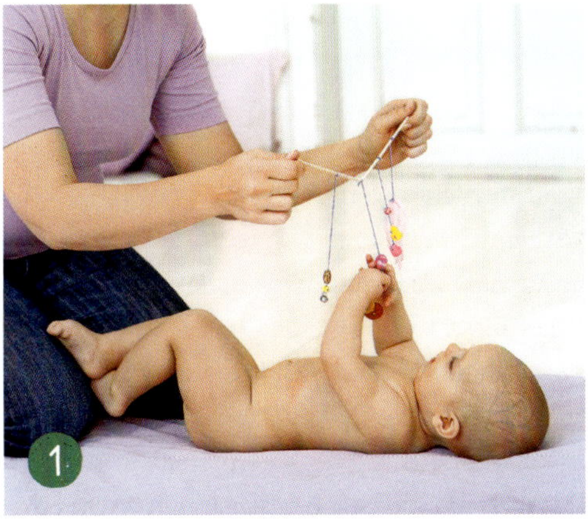
1

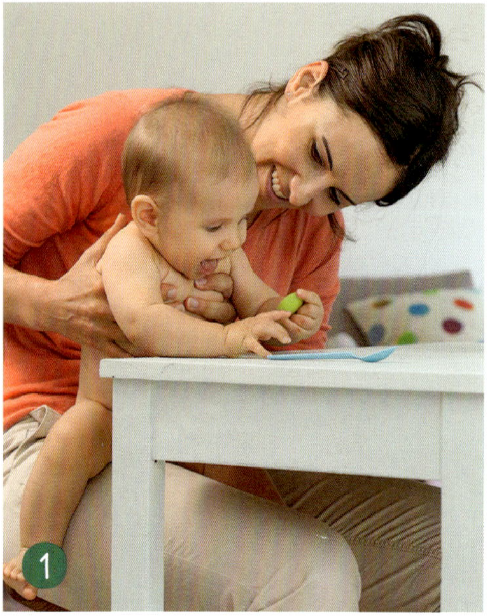

TISCHLEIN DECK DICH!

- **Sie brauchen:** einen gut greifbaren Gegenstand, etwa einen Bauklotz oder Löffel.
- **Das ist neu:** in aufrechter Haltung Oberflächen fühlen und mit Sachen hantieren. Geeignet ab etwa fünf Monaten, wenn Babys die Welt aus einer neuen Perspektive entdecken wollen.
- Setzen Sie sich an den Tisch. Halten Sie Ihr Baby von hinten im Schalengriff ▸ siehe Seite 53 und nehmen es auf den Schoß, sodass seine Beine über Ihren Oberschenkel gespreizt sind.
- **Was tut Ihr Baby?** Zuerst wird es die Tischkante und -oberfläche befühlen. Auch mit der Handfläche den Tisch zu »wischen« macht Spaß und ist nebenbei eine Grundlage fürs Schreibenlernen!
- Legen Sie nun das Spielzeug vor Ihr Baby auf den Tisch, sodass es den Arm ausstrecken muss, um danach zu greifen.
- (1) **Was tut Ihr Baby?** Es greift mit den Händen nach dem Gegenstand und macht nun ebenfalls Geräusche damit.
- **Und später?** Bald hat Ihr Baby auch Spaß daran, einfach mit den Händen auf die Tischplatte zu klatschen.
- **Wichtig:** Halten Sie das Gewicht Ihres Babys sicher im Schalengriff, da Ihr Baby jetzt noch nicht sitzen darf. Das Spiel sollte nicht länger als fünf Minuten dauern.

SCHRÄG GREIFEN

- **Sie brauchen:** ein gut greifbares Spielzeug. Ein Tastsäckchen ▸ siehe Seite 115 eignet sich zum Beispiel hervorragend.
- **Das ist neu:** Etwa mit einem halben Jahr greifen Babys diagonal über die Körpermitte nach Spielzeug – eine Voraussetzung dafür, sich später bewusst vom Rücken auf den Bauch zu drehen.
- Ihr Baby liegt bei diesem Spiel auf dem Rücken. Sobald Sie seine Aufmerksamkeit geweckt haben, zeigen Sie ihm den Gegenstand seitlich in der Höhe seines Kopfes.
- **Was tut Ihr Baby?** Es greift mit der gegenüberliegenden Hand danach.
- Zeigen Sie Ihrem Kind den Gegenstand abwechselnd links und rechts.

ZEIGT HER EURE FÜSSCHEN ...

- **Sie brauchen:** einen leichten Gegenstand, zum Beispiel einen bunten Becher oder eine farbige Kindersocke.
- **Das ist neu:** Mit etwa sechs Monaten befühlt Ihr Baby oft seine Füße und spielt mit ihnen. Dabei zieht es immer wieder seine Socken aus. Während das ständige Sockenausziehen Eltern eher nervt, ist es wichtig für Babys Entwicklung: Beim Spiel mit seinen Füßen dehnt es die Lendenwirbelsäule und trainiert die Bauchmuskeln. Das ist gut fürs spätere Sitzen.
- Stülpen Sie Ihrem Baby den Becher oder die Socke über einen seiner Füße.
- **Was tut Ihr Baby?** Es wird sich sicher anstrengen, um die Socke oder den Becher wieder von seinem Fuß zu ziehen, damit es den interessanten Gegenstand von Nahem genau untersuchen kann.
- **Tipp:** Diese Spielanregung eignet sich besonders für rundliche Babys, denen es oft schwer fällt Hände und Füße zusammenzubringen oder die Füßchen in den Mund zu stecken.

Bäuchlings spielen

Auch im zweiten Vierteljahr haben viele Babys Schwierigkeiten, länger auf dem Bauch zu liegen. Bei den folgenden Spielen wird Ihr Kind aber sicher gern eine Weile in der Bauchlage bleiben und die damit verbundene Anstrengung vergessen.

GUCK MAL, WAS DA LIEGT!

- **Sie brauchen:** ein kleineres Spielzeug, etwa einen Greifring.
- **Das ist neu:** in Bauchlage Sachen betrachten und mit ihnen hantieren. Dabei entdeckt Ihr Baby: Liegende Dinge verhalten sich anders als hängende!
- Ihr Baby liegt auf dem Bauch. Legen Sie den Greifring vor ihm auf den Boden.
- **Was tut Ihr Baby?** Es greift nach dem Spielzeug und balanciert dabei seinen Oberkörper und seinen Kopf mit dem anderen Arm aus. Gar nicht so leicht!
- 2 **Und später?** Wenn Ihr Kind schließlich sicherer liegt, fasst es das Spielzeug mit beiden Händen.

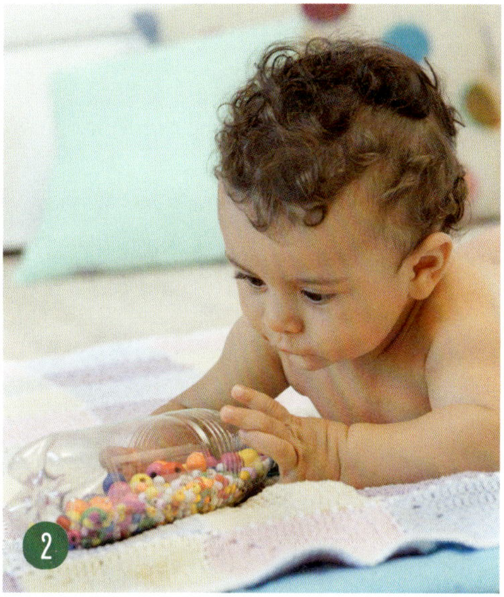

2

GUCK MAL, WAS DA HÄNGT!

- **Sie brauchen:** ein kleines Spielzeug.
- **Das ist neu:** nach einem hängenden Gegenstand greifen.
- Ihr Baby liegt auf dem Bauch. Sie liegen ihm gegenüber und halten das Spielzeug in 20 bis 25 Zentimetern Abstand.
- **Was tut Ihr Baby?** Es versucht das Spielzeug mit einer Hand zu greifen.
- **Und später?** Bewegen Sie das Spielzeug langsam hin und her.

ZUR SACHE, MAMA!

- **Das ist neu:** in Bauchlage ein Gesicht auf gleicher Höhe betrachten. Das macht die Bauchlage attraktiver.
- (1) Ihr Baby liegt auf dem Bauch, Sie legen sich ihm in Bauchlage gegenüber. Anstrengend, oder?
- Bewegen Sie nun Ihren Kopf langsam nach rechts und links.
- **Was tut Ihr Baby?** Es folgt der Bewegung mit seinem Kopf.

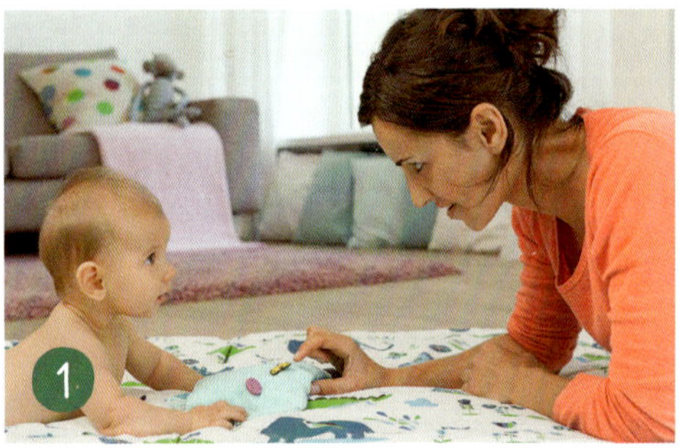

PLAUSCH AM POOL

- **Sie brauchen:** ein kleines aufblasbares Planschbecken.
- **Das ist neu:** in etwas erhöhter Bauchlage die Welt betrachten.
- Blasen Sie lediglich den unteren Ring des Planschbeckens auf. Legen Sie ein weiches Handtuch auf den Rand und platzieren Sie Ihr Baby mit dem Brustkorb darauf. Ihr Baby darf nicht nach hinten rutschen! Jetzt können Sie vom gegenüberliegenden Rand des Planschbeckens ein kleines Pläuschchen mit ihm halten.
- **Was tut Ihr Baby?** Es freut sich über den kleinen Plausch und bleibt sicher gern etwas länger auf dem Bauch.
- **Und später?** Legen Sie ein paar interessante Spielsachen ins Becken oder an warmen Tagen eine Schale mit etwas warmem Wasser zum Planschen.

AUF DEM THRON

- **Sie brauchen:** eine Matratze, am besten ein Platz sparendes dreiteiliges Modell (später für Krabbelspiele geeignet).
- **Das ist neu:** in Bauchlage die erhöhte Perspektive genießen.
- Überziehen Sie die Matratze mit einer Folie oder einem großen Müllsack, dann mit einem Baby-Spannbetttuch.
- Legen Sie Ihr Baby bäuchlings auf den so vorbereiteten »Thron« und platzieren Sie eventuell ein paar gut greifbare Spielsachen in seiner Reichweite.

- **Und später?** Legen Sie Ihr Baby nur mit dem Brustkorb auf den Thron. Legen Sie die Matratze ruhig auch mal in die Küche. So kann Ihr Baby Sie aus der Bauchlage beobachten.
- **Wichtig:** Lassen Sie Ihr Kind nicht allein: Vielleicht dreht es sich gerade dann zum ersten Mal, wenn Sie es nicht vermuten. Auch ein Sturz aus geringer Höhe kann unangenehm sein.

AUF DER SCHIEFEN BAHN?

- **Sie brauchen:** ein Keilkissen, eine feste Matratze oder ein Brett.
- **Das ist neu**: die »schräge« Bauchlage entdecken und die Umgebung überblicken.
- Legen Sie unter ein Ende von Matratze oder Brett eine Rolle aus Handtuch oder Decke (Durchmesser 5 bis 10 Zentimeter).

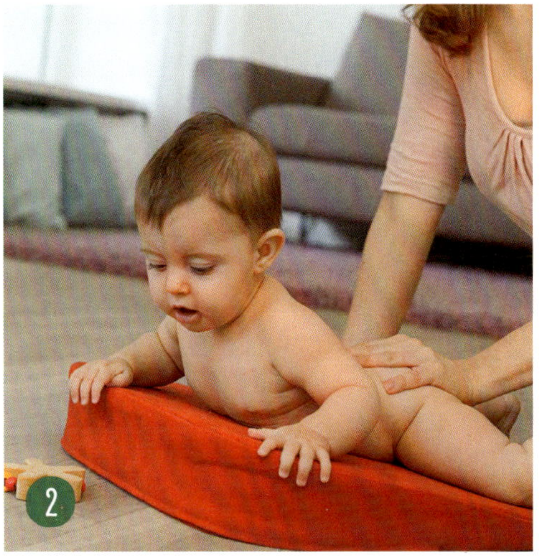

- 2 Legen Sie Ihr Baby bäuchlings auf die schiefe Ebene, sodass der Kopf höher ist als die Füße.

TIPP

LIEBLING ALLER BABYS: DAUERBRENNER SCHIEFE EBENE

So können Sie die schiefe Ebene auch später noch einsetzen:

- Wenn Ihrem Baby der letzte »Kick« fehlt, um sich vom Rücken auf den Bauch zu drehen, können Sie es mit der Lieblingsseite talwärts quer auf die schiefe Ebene legen.
- Krabbelkinder krabbeln die schiefe Ebene gerne rauf und runter.
- Später lassen sie Bälle und andere Spielsachen nach unten rollen.
- Kleine »Läufer« gehen auf ihr gerne auf und ab. Beim ersten Abwärtslauf brauchen sie etwas Hilfe, denn das Tempo wird dabei sicher recht rasant!
- Mit zwei Jahren probiert Ihr Kind dann seine ersten Purzelbäume auf der schiefen Ebene.

SPIELEN AUF MAMAS BEINEN

- **Das ist neu:** bequem auf Mamas Beinen Gefallen an der Bauchlage finden.
- (1) Sie sitzen mit gestreckten Beinen auf dem Boden und legen Ihr Baby quer auf Ihre Oberschenkel. Das kennt es vom ersten Vierteljahr, siehe »Quer auf Mamas Beinen liegen« ▸ siehe Seite 65.
- Wenn Ihr Kind den Fußboden nicht erreicht, legen Sie es auf Ihre Unterschenkel statt auf Ihre Oberschenkel. Eine Ihrer Hände ist stets auf Babys Po.
- **Was tut Ihr Baby?** Es stützt sich mit den Händen auf dem Boden ab.
- Legen Sie auch mal ein Spielzeug vor Ihr Kind auf den Boden: Es greift mit einer Hand danach, während es sich mit der anderen abstützt.

VON HOCH HER ...

- **Sie brauchen:** einen prall aufgeblasenen Wasserball mit einem Durchmesser von 40 Zentimetern.
- **Das ist neu:** in Bauchlage nach einem Gegenstand greifen und gleichzeitig dabei das Gleichgewicht halten.
- Die Grundposition kennt und liebt Ihr Baby schon von dem Spiel »Schaukeln auf dem Wasserball« ▸ siehe Seite 66.
- Legen Sie nun ein gut greifbares Spielzeug auf den Boden vor dem Ball. Ihr Baby halten Sie wieder mit dem sicheren Schalengriff auf dem Wasserball fest.
- **Was tut Ihr Baby?** Es beginnt vielleicht damit, sich bewusst mit den Füßen nach hinten abzustoßen, um das begehrte Spielzeug zu erreichen.

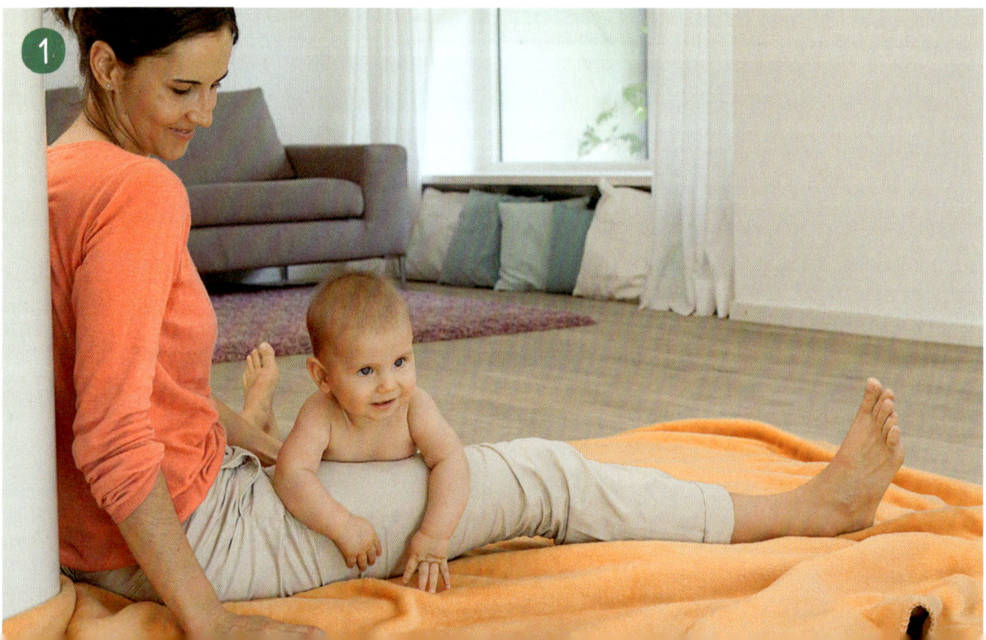

Der richtige Dreh

Ihr Baby bleibt mit vier bis sechs Monaten meist so liegen, wie Sie es hingelegt haben. Aber verlassen Sie sich nicht darauf! Die meisten Babys drehen sich für ihre Eltern völlig unerwartet zum ersten Mal um. Gut, wenn es dann sicher gelagert ist und nirgends runterkullern kann!
Wenn Sie Ihrem Baby mit einer kleinen einleitenden Bewegung helfen, kann es seine Lage selbst ändern und neue Perspektiven entdecken. Auch die schiefe Ebene ▸ **siehe Seite 75** kann das Umdrehen unterstützen.

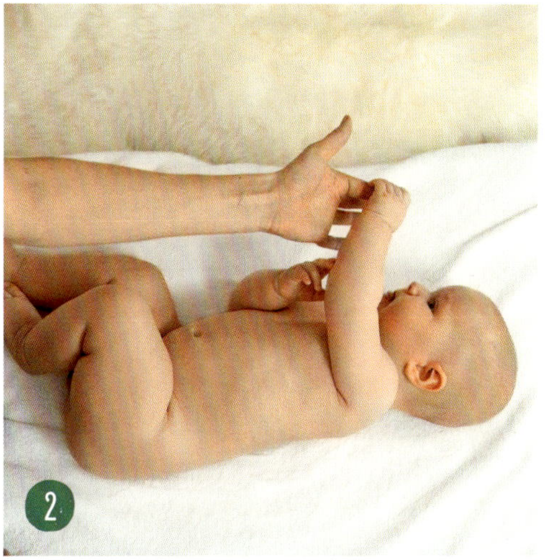

2

EINMAL RUNDHERUM

- **Das ist neu:** sich mit einer kleinen Hilfe selbst auf die Seite oder weiter auf den Bauch drehen.
- Ihr Baby liegt auf dem Rücken. Bieten Sie ihm einen Zeigefinger an (nicht am Handgelenk halten ▸ **siehe Seite 57**).
- **2** Wenn Sie spüren, dass Ihr Baby Ihren Finger fest umklammert, bewegen Sie Ihre Hand langsam zur Seite.
- **Was tut Ihr Baby?** Irgendwann wird es sich weiter drehen, bis es schließlich auf dem Bauch liegt – mit dem stolzen Gefühl: »Ich hab es fast allein geschafft!«
- Oft bleibt ein Unterarm unter dem Bauch hängen. Streichen Sie mehrmals sanft mit der flachen Hand vom Nacken zum Po, dann zieht Ihr Baby den Arm vielleicht selbst hervor.

DREHEN AN DEN RINGEN

- **Sie brauchen:** einen Greifring.
- **Das ist neu:** sich mit einer kleinen Hilfe auf die Seite oder den Bauch drehen.
- Ihr Baby liegt auf dem Rücken. Wenn es nach links schaut, geben Sie ihm den Ring in die rechte Hand (oder umgekehrt).
- Bewegen Sie den Ring behutsam etwas nach links (rechts).

HILF MIR ETWAS MEHR!

- **Das ist neu:** sich mit einer kleinen Hilfe bewusst auf den Bauch drehen. Gut geeignet, wenn Ihr Kind etwa sechs Monate alt ist und die Drehspiele oben nicht mag. Das Drehen aus der Hüfte ist schwieriger. Besonders für Babys geeignet, die etwas mehr »Masse« zu drehen haben!

- Das Spiel entspricht »Rundherum ist gar nicht schwer« ▸ **siehe Seite 58**. Aber jetzt muss Ihr Baby den Oberkörper bewusst drehen (keine »massenhafte Bewegung« ▸ **siehe Seite 24** mehr)
- Bewegen Sie das umfasste Bein nur so weit, bis Ihr Baby auf die Seite kommt. Ab jetzt müssen Sie spüren, dass es die Drehung allein macht. Dabei hebt Ihr Kind seinen Kopf hoch. Andernfalls ist es für dieses Spiel gerade nicht bereit.

FLIEGEN IST SCHÖN

- **Das ist neu:** in seitlicher Neigung den Kopf ausbalancieren.
- Sie knien oder stehen, je nachdem, was für Sie bequemer ist.

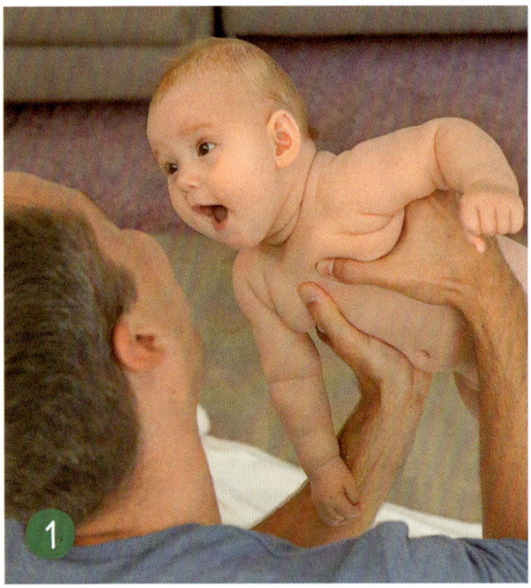

- Heben Sie Ihr auf dem Rücken liegendes Kind im Schalengriff über die Seite hoch, sodass Sie sich in die Augen sehen.
- (1) Neigen Sie Ihr Baby langsam etwas nach links und rechts – nur so weit, wie es seinen Kopf selbst ausbalancieren kann. Vielleicht können Sie es jetzt schon in die Waagrechte neigen.
- Folgen Sie der Bewegung mit Ihrem Kopf und sprechen Sie dabei mit Ihrem Kind.
- **Was tut Ihr Baby?** Es versucht seinen Kopf auszubalancieren und genießt das aufregende Körpergefühl in der Luft.
- **Und später?** Neigen Sie Ihr Baby fast waagrecht zur einen Seite, dann im Halbkreis nach vorn an Ihrem Gesicht vorbei zur anderen. Danach geht es wieder fast waagrecht zurück. So entsteht eine fließende Halbkreisbewegung. Ihr Baby kann vielleicht gar nicht genug davon bekommen, und Sie tun etwas für Ihre Armmuskeln ... Die Bewegung sollte in der Begeisterung aber nicht zu schnell werden!

HALBKREISDREHUNG

- **Das ist neu:** das eigene Gewicht ausbalancieren und in Bewegung neue Perspektiven entdecken.
- Setzen oder knien Sie sich auf den Boden. Bei Hebespielen ist das Knien am günstigsten und angenehmsten für Sie.
- Legen Sie Ihr Baby rücklings auf den Boden. Dann ändern Sie Ihre eigene Position so, dass es quer vor Ihnen liegt.

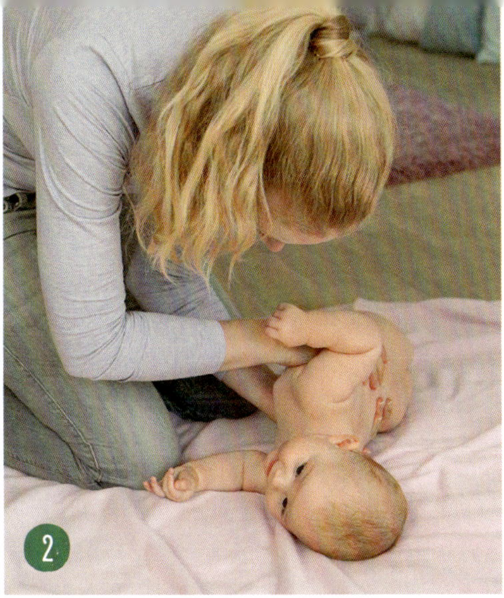

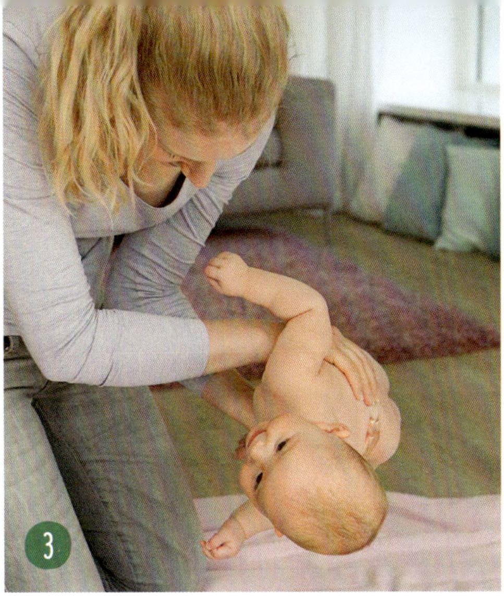

- Umfassen Sie Ihr Kind im umgekehrten Schalengriff: Dazu nehmen Sie es so am Rumpf, dass Ihre Daumen in Richtung seiner Füße zeigen.
- (2) Versuchen Sie nun Ihr Baby etwas hochzuheben. Einige Babys haben einen eher kurzen Rumpf, andere einen langen: Finden Sie zuvor heraus, wie Sie es am sichersten halten können.
- Probieren Sie den umgekehrten Griff einige Tage aus. Dann kennen Sie beide die Ausgangsposition gut!
- (3) Jetzt geht's weiter: Heben Sie Ihr Baby etwa 20 bis 30 Zentimeter hoch.
- Drehen Sie Ihr Kind im Halbkreis und legen Sie es auf die andere Seite. Dabei sollte sein Kopf einen Moment tiefer unten als die Füße sein.
- **Was tut Ihr Baby?** Mit diesem Spiel wird es in den kommenden Monaten viel Spaß haben: Mit der Zeit ahnt es schon, was gleich passieren wird, und freut sich sichtlich auf das Spiel. Es spürt dabei die wohlig-prickelnde »Wonneangst« wie später beim Rutschen oder Schaukeln!

WICHTIG

RICHTIG DREHEN

Gönnen Sie Ihrem Kind nach jeder Halbkreisdrehung eine kleine Pause, auch wenn es schon älter ist und Ihnen zeigt, dass es am liebsten gleich weitermachen will. Machen Sie dieses Spiel weder schnell noch extrem langsam und neigen Sie Ihr Baby beim Drehen nicht nach hinten sondern zu sich nach vorn.

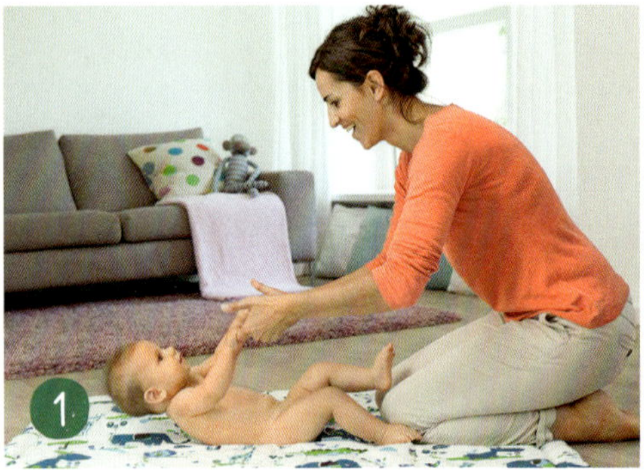

REICH MIR DEN FINGER!

- **Das ist neu:** sich aus der Rückenlage hochziehen.
- (1) Reichen Sie Ihrem auf dem Rücken liegenden Baby beide Zeigefinger – bitte nicht seine Handgelenke umfassen! Wenn es Ihre Finger umfasst, ziehen Sie etwas – mit einem Finger ein wenig stärker, damit es sich etwas seitlich hochzieht.

WICHTIG

ZUM SITZEN IST ES NOCH ZU FRÜH
Wenn Ihr Baby sich hochzieht, sollten seine Arme gebeugt sein, sonst arbeiten Sie und nicht Ihr Kind! Wenn Ihr Kind in Rückenlage ab und zu den Kopf hebt, möchte es mit vier, fünf Monaten neue Perspektiven entdecken, aber noch nicht sitzen!

- **Was tut Ihr Baby?** Es versucht sich hochzuziehen – wie hoch, bestimmt es selbst. Anfangs hebt es sicher nur den Kopf.
- Wenn der Händedruck Ihres Babys nachlässt, halten Sie zusätzlich mit Ihren Daumen seine Handrücken, damit es nicht nach hinten fällt.
- Legen Sie Ihr Baby nach wenigen Sekunden wieder über die Seitenlage ab! Zum Ablegen ziehen Sie mit dem anderen Finger mehr: ein fließender Bewegungsablauf.
- **Und später?** Ihr Baby zieht sich fast bis in die Sitzposition.

STARK AN DEN RINGEN

- **Sie brauchen:** zwei Greifringe mit einem Durchmesser von etwa 10 Zentimetern oder einen Holzkochlöffel.
- **Das ist neu:** Aufbauend auf dem vorigen Spiel kann Ihr Baby sich jetzt an Holzringen oder dem Holzlöffel hochziehen.
- Reichen Sie Ihrem auf dem Rücken liegenden Baby die Greifringe oder den Kochlöffel. Halten Sie die Teile in einer Hand; Ihre andere Hand liegt vorsichtshalber hinter Babys Rücken (nicht festhalten), damit es nicht umfällt, falls es loslässt.
- Wenn es die Gegenstände umfasst, können Sie leicht daran ziehen – auf einer Seite etwas stärker, damit Ihr Baby sich seitlich hochziehen kann.
- **Was tut Ihr Baby?** Es zieht sich hoch mit dem stolzen Gefühl: »Jetzt kann ich es noch besser allein!«

HOCH HINAUS

- **Das ist neu:** den Reiz der Senkrechte spüren und sich aus eigener Kraft in den Stand stemmen.
- Reichen Sie Ihrem Baby wie bei den vorigen Spielen Ihre Zeigefinger.
- **Was tut Ihr Baby?** Es zieht sich hoch bis in den Stand! Bringen Sie es nach wenigen Sekunden wieder in die liegende Position.
- **Und später?** Bald will Ihr Baby gleich nochmal hoch!

HOPSEN – ABER SCHWERELOS

- **Das ist neu:** sich mit den Füßen abstoßen.
- 2 Sie sitzen mit gestreckten Beinen am Boden. Heben Sie Ihr Baby im Schalengriff über die Seite hoch ▸ siehe Seite 53. Lassen Sie es mit den Füßen leicht Ihre Oberschenkel berühren.
- **Was tut Ihr Baby?** Es stemmt sich rhythmisch gegen Ihre Oberschenkel und beugt und streckt dabei seine Beine.

WICHTIG

DAS GEWICHT HALTEN DIE ELTERN

Das ganze Gewicht Ihres »hopsenden« Babys halten Sie mit dem sicheren Schalengriff von Seite 53. Ihr Kind darf noch nicht auf den eigenen Beinen stehen, es soll nur leicht mit den Füßen die Unterlage berühren.

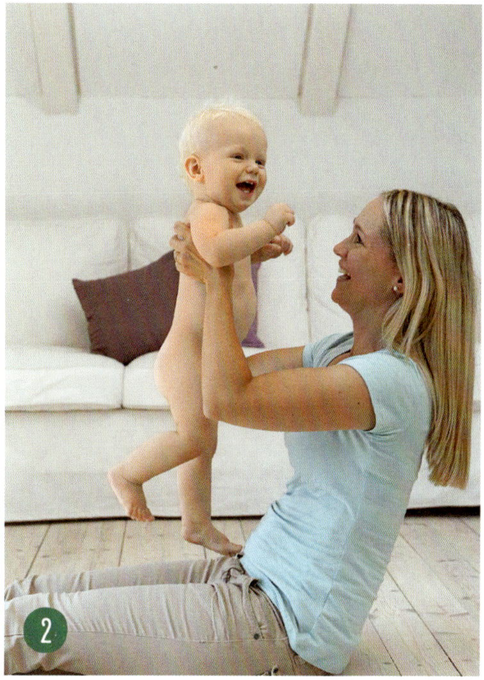

2

MIT PAPA SCHAUKELN!

- **Das ist neu:** in sicherer Haltung Lageveränderungen erleben.
- Sie sitzen mit leicht angewinkelten Beinen auf dem Boden. Legen Sie Ihr Kind mit dem Rücken auf Ihre Oberschenkel, wie Sie es aus dem Spiel »Auf Mamas Schoß« auf Seite 57 kennen. Halten Sie es mit beiden Händen im Schalengriff.
- Nun schaukeln Sie langsam nach hinten und wieder nach vorn. Das macht Ihrem Baby sicher großen Spaß und trainiert gleichzeitig Ihre Bauchmuskeln!

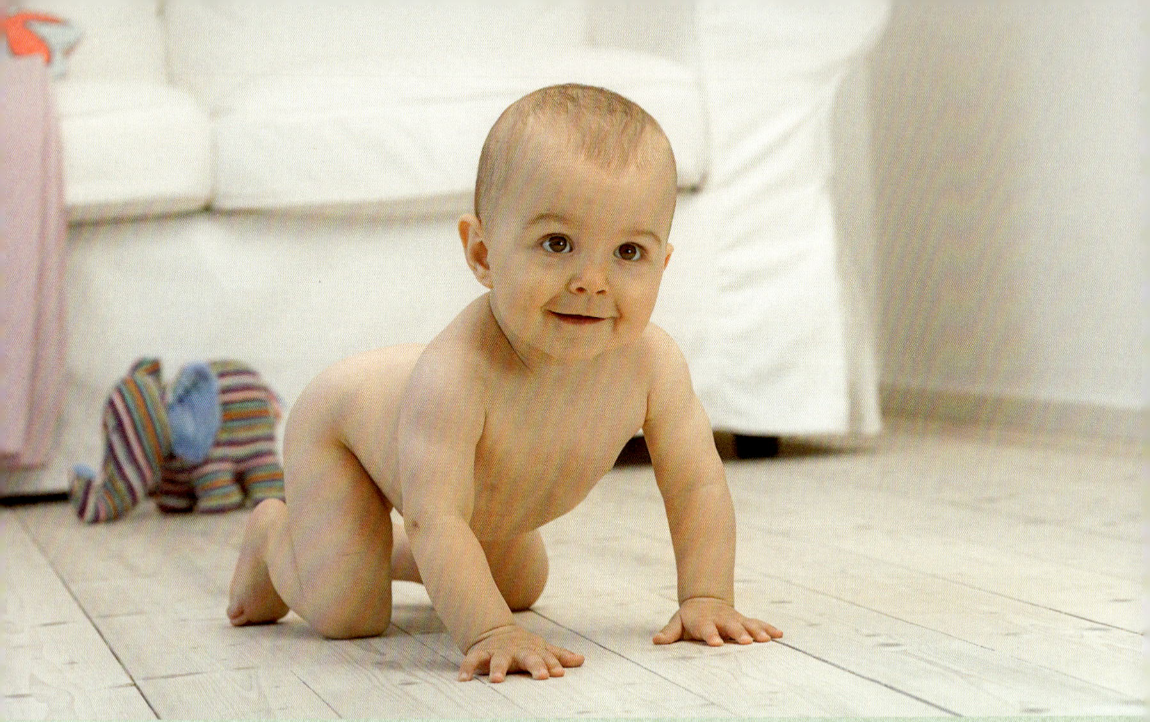

SPIELE FÜR DAS ZWEITE HALBJAHR

Die meisten Spiele aus dem ersten Halbjahr machen Ihrem Baby wahrscheinlich weiterhin Freude. Sicher hat es schon einige Lieblingsspiele auserkoren! Im zweiten Halbjahr werden Babys zunehmend mobiler: Sie drehen sich um, robben, krabbeln, ziehen sich an Möbeln hoch und machen mit etwa einem Jahr ihre ersten Schritte.

Ihr Kind wird immer selbstständiger und beschäftigt sich auch mal eine Zeit lang allein. Es schläft nun sicher viel weniger als im ersten Halbjahr und entwickelt einen festeren Tagesrhythmus. Während Ihr Baby im ersten Halbjahr vor allem Ihre Nähe gesucht hat und sich gar nicht oder nur kaum von Ihnen wegbewegt hat, steht jetzt das Entdecken und Erforschen seiner Umwelt im Vordergrund. Babys sind so wissbegierig! Auch jetzt können Sie seinen Tatendrang mit vielen PEKiP-Spielen unterstützen.

Hurra, endlich mobiler!

Babys lieben alle neuen Fortbewegungsmöglichkeiten, schließlich wollen sie die Welt erobern! Auch das Denken und die Geschicklichkeit der Hände entwickeln sich rasant. Ihr Baby interessiert sich nun für all Ihre täglichen Verrichtungen und ahmt Sie oft nach, etwa wenn es ums Essen oder Kochen geht. Das Entwicklungstempo wird immer individueller, die Unterschiede zwischen den Babys werden deutlicher als im ersten Halbjahr. Nur die Reihenfolge der Entwicklung gleicht sich in der Regel: Ihr Baby wird wahrscheinlich zuerst robben, dann krabbeln und später versuchen sich aufzurichten – aber nicht unbedingt zur selben Zeit wie seine gleichaltrigen Spielgefährten!

Sie finden deshalb bei den Spielanregungen keine Monatsangaben. Die Spiele sind stattdessen Entwicklungsbereichen zugeordnet. Sie finden zum Beispiel Spiele, die das Krabbeln unterstützen, und andere, die Ihrem Baby helfen, in die Senkrechte zu kommen. Viele der Anregungen machen Kindern auch nach dem ersten Geburtstag noch viel Spaß, besonders die Spiele mit intensivem sozialen Kontakt ab Seite 103.
Die nachfolgend beschriebenen Spiele fördern die Selbstständigkeit Ihres Babys. Das heißt nicht, dass Sie Ihr Kind sich selbst überlassen können: Es braucht Sie weiterhin als Spielpartner. Durch das gemeinsame Spiel werden aber die Zeiten, in denen sich Ihr Baby schließlich allein beschäftigen kann, immer länger.

WICHTIG

NICHT VERGESSEN: WOHNUNG KINDERSICHER MACHEN!

Robben, krabbeln, laufen: in den nächsten Wochen und Monaten entwickelt Ihr Baby sich rasend schnell. Immer mehr Gefahren lauern überall: ob Putzmittel unterm Waschbecken, nicht mit Kindersicherungen abgedeckte Steckdosen oder die heiße Herdplatte. Gehen Sie durch Ihre Wohnung und suchen Sie systematisch nach Gefahrenquellen. Ihr Baby wird nun Ihrer Einrichtung gefährlich: Wohin mit Stereoanlage und Großmutters Kristallvase? Da Kinder Grenzen brauchen, sollten Sie nicht alles Empfindliche oder Zerbrechliche im obersten Regalfach verstauen. Bringen Sie einiges in Sicherheit; bei den in der »Babyzone« verbliebenen Dingen versuchen Sie es mit liebevoller Konsequenz von Anfang an.
Weitere Tipps zum Thema Grenzen finden Sie auf Seite 20.

Spiele für Babys Hände

Mit seinen Händen erforscht Ihr Baby von Anfang an die Welt und lernt sie dabei zu begreifen. Im zweiten Halbjahr werden die Bewegungen der Hände und Finger immer differenzierter. Wie Dr. Jaroslav Koch es ausdrückte, »denkt das Baby viel mit den Händen«. Lassen Sie Ihr Kind weiterhin die Gegenstände des Alltags erforschen: weiche und harte, runde und kantige, raue und glatte, große und kleine.

WIE FASST MAN DAS AN?

- **Sie brauchen:** verschiedene Gegenstände, einen Holzstab, ein Stück festen Karton ...
- **Das ist neu:** die Hand unterschiedlichen Formen anpassen.
- Ihr Kind liegt, hockt oder sitzt vor Ihnen – je nachdem, wie weit es entwickelt ist. Geben Sie ihm nacheinander verschiedene Gegenstände in die Hand.
- Bieten Sie Ihrem Kind einen Kochlöffel mal waagrecht, mal senkrecht an.
- **Was tut Ihr Baby?** Es greift nach den Sachen und muss dabei seine Hand schon vorher entsprechend »ausrichten«.
- **Und später?** Anfangs braucht Ihr Baby länger, um die richtige Greifposition zu finden, später bringt es schon beim Anblick des Kochlöffels seine Hände in die richtige Position – eine beachtliche Denkleistung! Vorweganpassung der Hand wird dies von Experten genannt.

MEIN PERSÖNLICHER TIPP

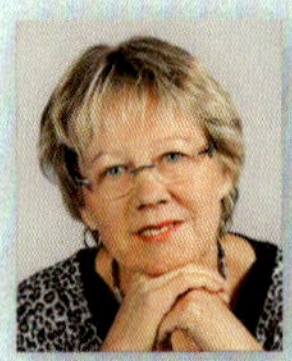

EIN FEINFÜHLIGER UMGANG

Das lästige Aus- und Anziehen mögen die wenigsten Babys gerne. Hilfreich ist es in dieser Situation, wenn Sie Ihr Kind nach Möglichkeit sehr langsam und mit sprachlicher Begleitung aus- und wieder anziehen. Stellen Sie sich einmal vor, hinter Ihnen stünde jemand, der Ihnen ohne Vorankündigung wortlos und schnell die Knöpfe Ihres Mantels öffnet und ihn auszieht! In den PEKiP-Gruppen ist das Aus- und Anziehen ein selbstverständlicher Bestandteil der Gruppenarbeit. Falls Ihr Baby morgens gern lange schläft, ist dies kein Grund zur Hektik. Sie müssen nicht pünktlich sein, Babys Bedürfnisse stehen im Vordergrund. Stillen oder füttern Sie Ihr Kind in aller Ruhe und nehmen Sie es im Schlafanzug mit (je nach Jahreszeit in einen Overall oder eine warme Jacke gehüllt). In der PEKiP-Gruppe können Sie Ihren kleinen Langschläfer dann in aller Ruhe langsam ausziehen und schon kann das Spielen und Entdecken beginnen!

HANDGREIFLICH – MAL ZWEI!

- **Sie brauchen:** einige kleine würfelförmige Bauklötze, ein paar Tischtennisbälle oder dicke Holzperlen.
- **Das ist neu:** Etwa ab dem siebten Monat ist Ihr Baby wahrscheinlich in der Lage, in jeder Hand einen Gegenstand zu halten. Gar nicht so einfach!
- (1) Bieten Sie Ihrem auf dem Rücken liegenden Baby in jeder Ihrer Hände ein Spielzeug an – am besten zwei gleiche.
- **Was tut Ihr Baby?** Es greift nach beiden Gegenständen. Wahrscheinlich lässt es anfangs einen wieder fallen – dann geben Sie ihm diesen erneut. Bald weiß Ihr Kleines, dass es den ersten Gegenstand nicht loslassen muss, wenn es noch einen zweiten bekommt. Nun klopft Ihr Baby vielleicht die Bauklötze aneinander und macht Geräusche. Falls nicht, können Sie es ihm vormachen; bewusstes Nachahmen beginnt in dieser Zeit.
- **Und später?** Gegen Ende des ersten Jahres bieten Sie Ihrem Kind für jede Hand zwei gleiche Gegenstände an. Ihrem sitzenden Baby können Sie diese auf Ihren Handflächen reichen.
- **Variante in Bauchlage:** Wenn Ihr Baby auf dem Bauch liegt, können Sie die beiden Spielsachen mit etwas Abstand voneinander auf den Boden legen. Später eignet sich das Spiel auch gut als Tischspiel, beispielsweise mit dem Überraschungsbeutel ▸ **siehe Seite 116**.

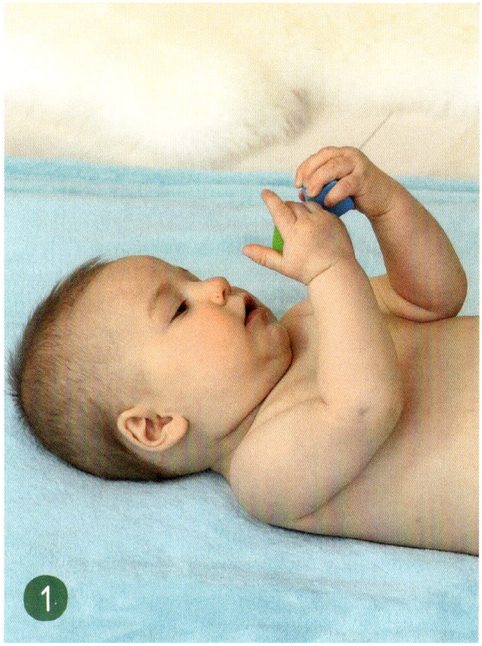
1

DIE DRITTE DIMENSION

- **Sie brauchen:** einen Plastikbecher mit großer Öffnung, eine Dose (Vorsicht vor scharfen Kanten!) oder kleinere Schachtel.
- **Das ist neu:** mit Hohlkörpern spielen und sie erkunden.
- Geben Sie Ihrem Kind den Gegenstand.
- **Was tut Ihr Baby?** Es untersucht den Becher ganz genau mit Händen und Mund. Mit acht, neun Monaten erforscht es neben Länge und Breite auch die Tiefe, tastet das Innere des Bechers ab oder schiebt die ganze Hand hinein und macht so erste physikalische Erfahrungen.

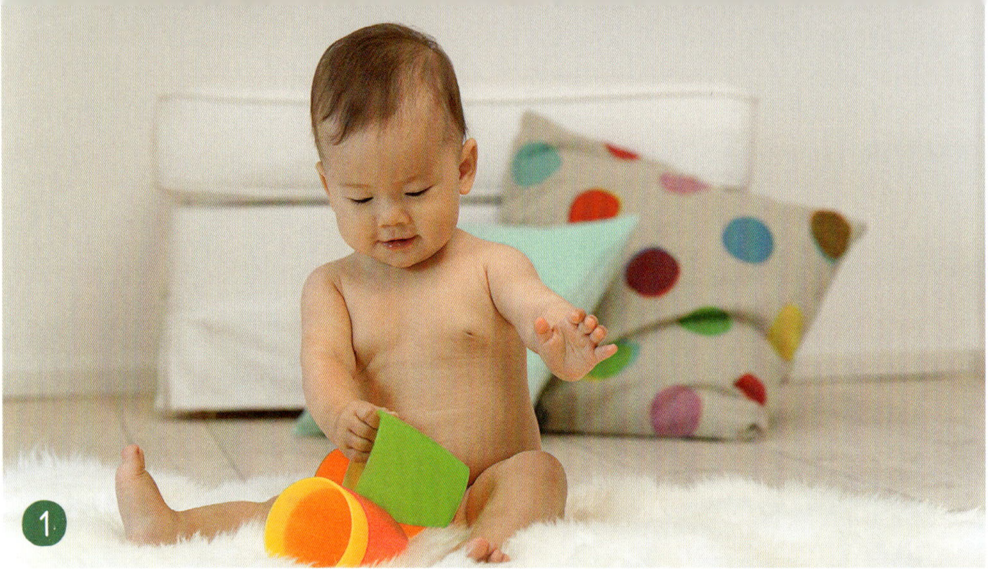

BABY-BABUSCHKA

- **Sie brauchen:** einen Satz Stapelbecher; Picknickbecher oder leere Joghurtbecher lassen sich auch gut ineinanderstecken.
- **Das ist neu:** die dritte Dimension erfassen und Abläufe verstehen – eine große Freude für kleine Entdecker!
- (1) Zeigen Sie Ihrem Kind, wie es die ineinandergesteckten Becher am äußeren Rand fassen und auseinanderziehen kann. Jeden »befreiten« Becher können Sie freudig mit Worten begleiten: »Noch einer! Und noch mal einer! Sooo viele Becher!«
- Stecken Sie die Becher nun wieder ineinander, und das Spiel geht von vorn los!
- **Und später?** Gegen Ende des ersten Jahres steckt Ihr Kind die Becher allein ineinander. Noch Zwei- und Dreijährige spielen fasziniert mit den ineinandersteckenden Babuschka-Puppen.

WAS STECKT DA DRIN?

- **Sie brauchen:** eine Schuhschachtel oder einen anderen festen Karton. Schneiden Sie in die Mitte des Deckels ein großes, rundes Loch, durch das die Hand Ihres Babys gut hindurchpasst. Praktisch ist auch eine leere Kosmetiktücher-Box.
- **Das ist neu:** unsichtbare Räume mit der Hand erforschen.
- Legen Sie einige gut greifbare Spielsachen in die Box. Tun Sie dies anfangs vor den Augen Ihres Kindes und später »heimlich«. Lassen Sie den Gegenstand in der Box ein bisschen klappern.
- **Was tut Ihr Baby?** Es möchte wissen, was in der Schachtel steckt.
- **Und später?** Stecken Sie drei bis vier an den Enden zusammengeknotete farbige Tücher in die Box. Die Tuchschlange herauszuziehen macht Riesenspaß!

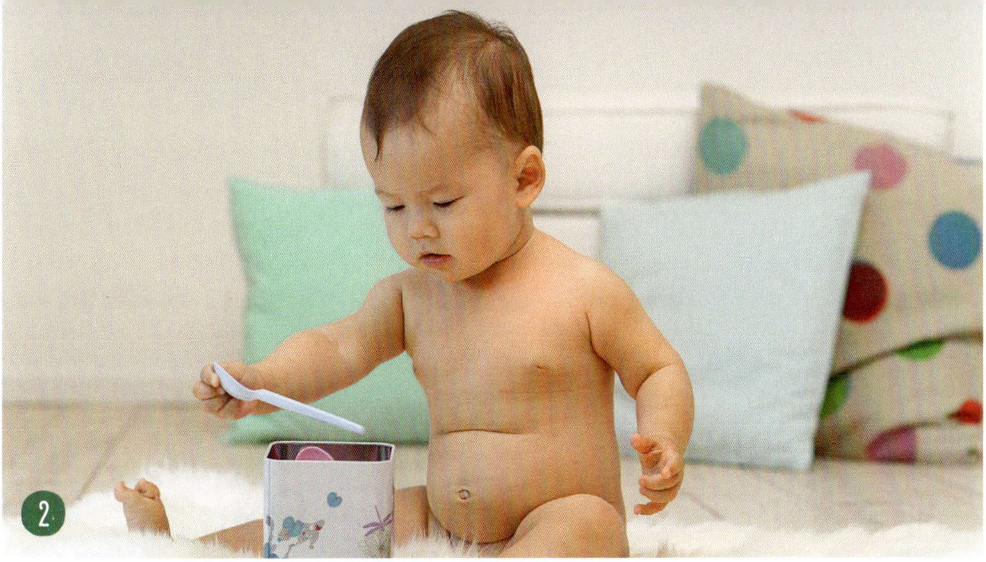

SPIELEN MIT DER SCHWERKRAFT

- **Sie brauchen:** ein Spielzeug.
- **Das ist neu:** Wenn Ihr Kind beim Füttern oder aus dem Kinderwagen Sachen fallen lässt, machen Sie ein Spiel daraus.
- Setzen Sie sich an einen Tisch. Falls Ihr Kind noch nicht frei sitzen kann, halten Sie es im Schalengriff. Seine Beine sind dabei über Ihren Oberschenkel gespreizt.
- Legen Sie das Spielzeug auf den Tisch.
- **Was tut Ihr Baby?** Es wird kurz damit spielen – und es dann zu Boden werfen, um zu erforschen, wohin es fällt.
- Sagen Sie dazu: »Jetzt liegt der Löffel unten!« Anfangs müssen Sie das Spielzeug selbst aufheben und Ihr Kind dabei kurz mit einem Arm sichern.
- **Und später?** Sie halten Ihr Kind sicher um den Rumpf und beugen sich gemeinsam hinunter. Ihr Kind hebt den Löffel auf.
- **Tipp:** Das Spiel lohnt sich übrigens auch für Sie! Weil Ihr kleiner Wissenschaftler so schnell lernt, wird das Fallenlassen von Gegenständen bald uninteressant und Sie beide können sich wieder anderen spannenden Spielen zuwenden.

EIN- UND AUSRÄUMEN

- **Sie brauchen:** eine leere Kaffee- oder Tennisballdose und kleine Löffel, Bauklötze, Lockenwickler oder Korken.
- **Das ist neu:** Wenn Ihr Baby mit neun, zehn Monaten beginnt Sachen ineinanderzustecken, etwa den Schlüssel ins Schloss, können Sie diesen Entwicklungsschritt unterstützen.
- Geben Sie Ihrem Kind die Gegenstände.
- **2** **Was tut Ihr Baby?** Es füllt die Dose und leert sie wieder aus. Damit kann es sich lange beschäftigen!

DIE RESERVIERTE SCHUBLADE

- **Sie brauchen:** eine freie Schublade, kleine Küchengegenstände.
- **Das ist neu:** eine Schublade auf- und wieder zuschieben – anfangs sicher schwierig, aber sehr interessant!
- »Einigen« Sie sich mit Ihrem Baby darauf, dass es zum Beispiel in der Küche eine bestimmte Schublade auf- und zumachen und mit den Sachen darin spielen darf. Gut geeignet dafür sind die unteren Bereiche der Küchenschränke. In dieser Schublade können Sie Ihrem Baby ungefährliche Küchenutensilien wie Plastikbecher, leichte Töpfe, Schneebesen oder Kochlöffel zur Verfügung stellen.
- **Was tut Ihr Baby?** Es wird begeistert mit »seinen« Küchengeräten spielen und Sie dabei auch gern nachahmen.

SCHNUR-EXPRESS

- **Sie brauchen:** etwa 30 Zentimeter Schnur, ein Spielzeug, einen großen Knopf oder eine Holzperle.
- **Das ist neu:** etwas zu sich heranziehen – Ursache und Wirkung erforschen!
- Binden Sie ein Schnurende ums Spielzeug. Das andere Ende fädeln Sie durch den Knopf beziehungsweise die Perle. Legen Sie das Spielzeug so auf den Boden, dass Ihr Kind nur Knopf oder Perle erreicht.
- 1 **Was tut Ihr Baby?** Es zieht an der Schnur und stellt erstaunt fest, dass der Schnur ein Spielzeug folgt.

KLEINE URSACHE – GROSSE WIRKUNG

- **Sie brauchen:** eine Spieluhr.
- **Das ist neu:** Mit sieben, acht Monaten erforscht Ihr Kind die Beziehung von Ursache und Wirkung und entwickelt langsam vorausschauendes Denken.
- Zeigen Sie Ihrem Baby die Spieluhr und ziehen an der Schnur.
- **Was tut Ihr Baby?** Es erkennt den Zusammenhang zwischen Ziehen und Musik und zieht selbst an der Schnur.
- **Tipp:** Dieses Spiel können Sie auch mit einem Quietschtier durchführen. Geben Sie es Ihrem Kind aber nicht zu früh: Begreift es den Zusammenhang zwischen Drücken und Quietschen noch nicht, erschrickt es vielleicht und fängt an zu weinen.

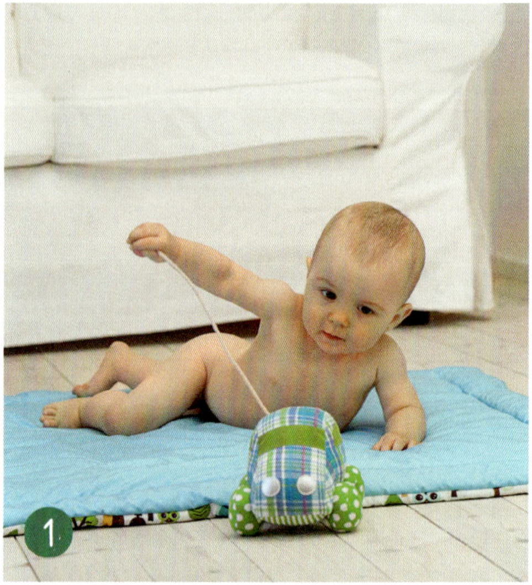

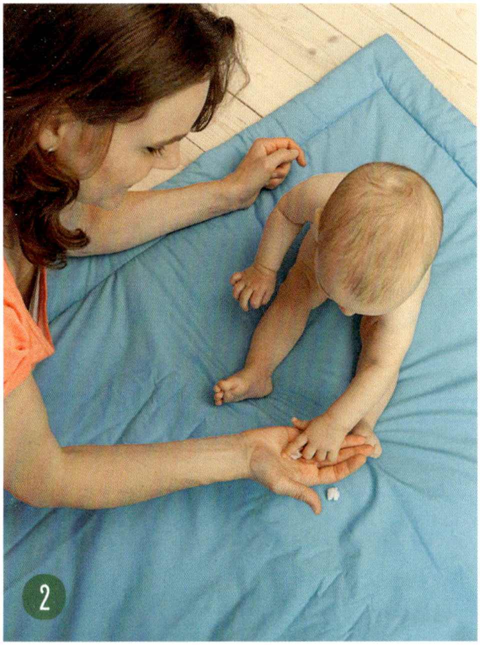

2

KNÜLLEN, RASCHELN, REISSEN

- **Sie brauchen:** ein Stück Butterbrotpapier.
- **Das ist neu:** Geräusche machen, Materialien untersuchen.
- Geben Sie Ihrem Kind das Papier.
- **Was tut Ihr Baby?** Es wird das Papier zerknüllen, später auch zerreißen – und begeistert sein, weil es Geräusche erzeugt. Wenn Ihr Kind das Papier in den Mund nimmt, merkt es, dass es nass wird und man nicht mehr damit spielen kann.
- **Und später?** Im zweiten Lebensjahr macht eine gemeinsame »Schneeballschlacht« mit zerknülltem Papier Spaß!

MIT PINZETTE UND ZANGE

- **Sie brauchen:** kleine Gegenstände, zum Beispiel einen Faden, ein Wattepad, ein Stück Schnur, einige Glasperlen, ein paar »Knöllchen« aus Butterbrotpapier.
- **Das ist neu:** Etwa ab dem zehnten Lebensmonat interessieren sich Babys für winzige Dinge. Mit dem Pinzetten- oder Zangengriff sammeln sie kleine Sachen auf und untersuchen sie genau! Das fördert die feinmotorische Geschicklichkeit.
- (2) Legen Sie die Sachen – nur wenige auf einmal – auf eine Oberfläche. Lassen Sie Ihr Kind die Sachen auflesen.
- **Wichtig:** Lassen Sie Ihr Kind nie allein mit verschluckbaren kleinen Gegenständen wie Murmeln oder Glasperlen spielen. Merken Sie sich, wie viele Gegenstände im Spiel sind, und räumen Sie sie sofort nach dem Spiel wieder weg!

FÜR KLEINE PICASSOS

- **Sie brauchen:** ein großes Stück Papier (zum Beispiel ein Stück Tapete, ein Plakat oder glatter Karton); dicke kleinkindgerechte Wachsmalkreiden, am besten mit rundem Kopf. Schützen Sie den Boden mit Zeitung oder Wachstuch, die Ränder des Papiers kann Ihr Baby noch nicht als Grenze erkennen – auch Kindergartenkinder können das oft noch nicht!
- Geben Sie Ihrem Baby eine Wachsmalkreide in die Hand und lassen es seine ersten bunten Kritzeleien produzieren.

WASSEREXPERIMENTE

- **Sie brauchen:** zwei Becher (aus dem Becherturm; Picknick-/Joghurtbecher) auf einem Tablett, in einem Becher ist Wasser.
- **Das ist neu:** Mit zehn bis zwölf Monaten wird Ihr allein sitzendes oder stehendes Baby geschickter: »Ich bin vorsichtig, sonst habe ich bald kein Wasser mehr!«
- Zeigen Sie Ihrem Kind, wie Sie Wasser vom einen in den anderen Becher gießen. Dann geben Sie ihm die Becher.
- Besonders viel Spaß macht das Spiel in der Badewanne oder im Sommer, wenn Ihr Baby nackt auf einer Decke spielt.
- **Was tut Ihr Baby?** Es wird Sie nachahmen. Anfangs geht sicher etwas daneben, später wird es immer geschickter.

STEIN AUF STEIN

- **Sie brauchen:** einen Becher, eine Tasse mit Henkel, unterschiedliche Bauklötze, ein Trinkglas, mehrere kleine Plastikflaschen, später einen großen Teller, einen Unterteller, verschieden große Bücher.
- **Das ist neu:** Das bewusste Abstellen oder Stapeln von Dingen ist ein langer Lernprozess. Das Spiel hilft Ihrem Kind dabei.
- (1) Ihr Kind sitzt auf Ihrem Schoß am Tisch oder allein am Kindertisch. Geben Sie Ihm nach und nach die oben aufgezählten Sachen und bitten es jeweils, sie auf dem Tisch abzustellen.
- **Was tut Ihr Baby?** Anfangs stellt es den Becher grob und laut hin. Nach und nach wird es jedoch immer geschickter. Bei der Teetasse fällt ihm das asymmetrische Greifen und Ablegen anfangs schwer; mit der Zeit geht's immer leichter – sogar mit Inhalt! Flache (zum Beispiel Bauklotz) und hohe (zum Beispiel Trinkglas) Dinge sind weitere Herausforderungen. Die Plastikflaschen kann Ihr Kind aus der Schüssel herausnehmen und aufstellen.
- **Und später?** Zeigen Sie Ihrem Kind, wie es die Tasse auf den großen Teller und etwas später auf die Untertasse stellen kann. Dann kann es Bücher stapeln, um seinen ersten Geburtstag zwei Bauklötze.

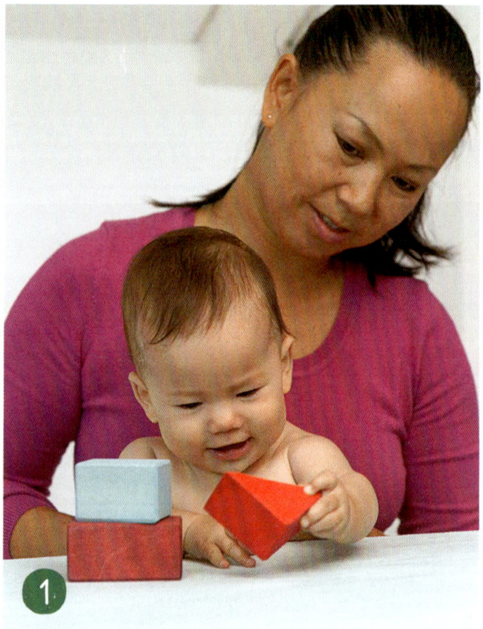

Einladung zum Krabbeln

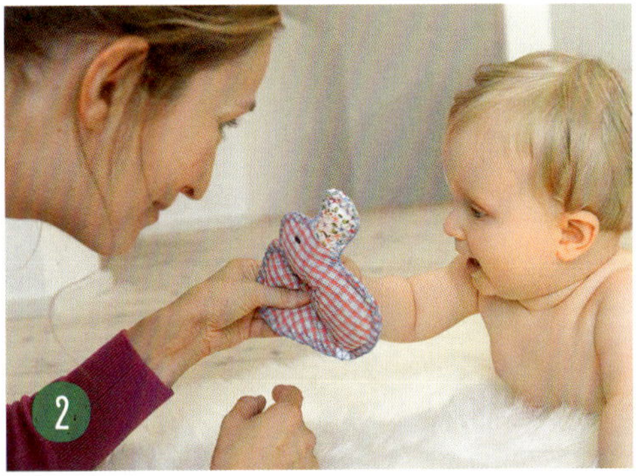

Bevor Ihr Baby koordiniert krabbelt (rechter Arm vor, linkes Bein unterm Bauch anziehen und umgekehrt), übt es die Bewegungen einzeln. Die Arme müssen beim Krabbeln fast das halbe Körpergewicht tragen! Um die Beine anzuziehen, braucht Ihr Baby starke Bauchmuskeln. Die folgenden Spiele kräftigen die Muskeln und helfen Ihrem Kind sich aufs Krabbeln vorzubereiten.

UND WAS HÄNGT HIER?

- **Sie brauchen:** ein Spielzeug.
- **Das ist neu:** bäuchlings nach etwas greifen und sich dabei abstützen – nicht einfach! Greifen nach oben ist eine wichtige Vorbereitung fürs Krabbeln: Ihr Baby muss kurz eine Hand vom Boden lösen, sich mit der anderen abstützen und dabei sein Gleichgewicht halten.
- 2 Ihr Baby liegt auf dem Bauch. Setzen Sie sich vor ihm hin und zeigen ihm das Spielzeug, zuerst in Höhe seines Kopfes.
- Bewegen Sie das Spielzeug jetzt langsam etwas nach oben.
- **Was tut Ihr Baby?** Es versucht sein Gewicht auf einem Unterarm oder sogar auf einer Hand zu halten, um gleichzeitig den anderen Arm nach oben zu strecken, um das Spielzeug zu erreichen.
- Bieten Sie Ihrem Kind das Spielzeug abwechselnd von rechts und links an, damit es keine Einseitigkeit entwickelt.
- **Variante:** Binden Sie das eine Ende einer Schnur an einem stabilen Tischbein in etwa 20 Zentimeter Höhe fest. Fädeln Sie eine leere Küchen- oder Toilettenpapierrolle auf die Schnur und befestigen das andere Ende am nächsten Tischbein. Beim Hin- und Herschieben muss Ihr Baby sein Gleichgewicht halten.

KRABBELBALL

- **Sie brauchen:** einen Wasserball mit einem Durchmesser von 40 Zentimetern.
- **Das ist neu:** Wichtige Voraussetzung fürs Krabbeln ist, dass das Baby sich mit den Händen vorn abstützt. Diese Reaktion bleibt lebenslang erhalten, sonst würden wir beim Stolpern auf der Nase landen! Außerdem zieht das Baby beim Spiel den Po hoch – ebenfalls wichtig fürs Krabbeln.
- Legen Sie Ihr Baby bäuchlings auf den Ball und halten Sie es im Schalengriff ▸ **siehe Seite 53** fest.

- Bewegen Sie Ihr Kind langsam nach vorn.
- **Was tut Ihr Baby?** Es stützt sich mit beiden Handflächen auf dem Boden ab und stößt sich wieder ab.
- Wiederholen Sie die Bewegung, indem Sie Ihr Baby wieder etwas nach vorn rollen.
- **Tipp:** Legen Sie zur Abwechslung keine Spielsachen vor Ihr Baby auf den Boden. Wahrscheinlich wird es versuchen danach zu greifen, statt sich abzustützen.

HILFREICHER GEGENDRUCK

- Spielen Sie dieses Spiel, wenn Ihr Baby trotz hartnäckigem Vorwärtsdrang immer nach hinten robbt.
- **Sie brauchen:** ein kleines Spielzeug.
- **Das ist neu:** mit Ihrer kleinen Hilfe vorwärts robben und dabei den Po heben.
- Legen Sie das Spielzeug in einiger Entfernung vor Ihrem Baby auf den Boden.
- **Was tut Ihr Baby?** Es will zu dem interessanten Ding robben, doch was ist das? Nun ist das Ersehnte trotz aller Anstrengung noch weiter weg!
- 1 Helfen Sie: Drücken Sie mit der Handfläche sanft an seine Fußsohle.
- **Und später?** Schließlich versucht es vielleicht sogar mithilfe Ihrer »Notbremse« in den Vierfüßlerstand zu kommen und erreicht so die Startposition zum Krabbeln.

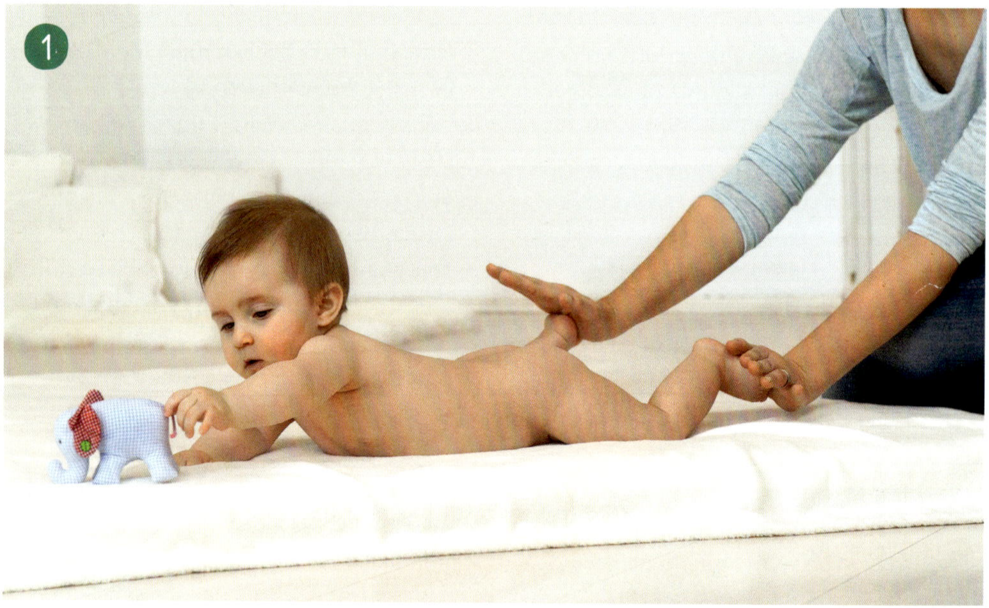

IM RÜCKWÄRTSGANG VORAN

- **Sie brauchen:** ein kleines Spielzeug.
- **Das ist neu:** Bei dieser späteren Variante des vorigen Spiels holt sich Ihr Baby das Spielzeug rückwärts robbend allein zurück und ist sehr stolz auf seine Leistung.
- Zeigen Sie Ihrem Baby, wie Sie den Gegenstand seitlich neben ihm hinlegen – etwa in Unterschenkelhöhe Ihres Kindes, später auch weiter hinten. So wecken Sie sein Interesse.
- **Was tut Ihr Baby?** Sich rückwärts schiebend erreicht es das Spielzeug und ist mächtig stolz auf sich!

DER KLEINE DREHWURM

- **Sie brauchen:** ein Spielzeug.
- **Das ist neu:** Bevor Ihr Kind krabbelt, übt es vielleicht diese Bewegung: Bäuchlings dreht es sich im Kreis, indem es ein Bein immer wieder anzieht und streckt – das macht Spaß! Unterstützen Sie diese Bewegung mit einer Anregung.

WICHTIG

AUF BEIDEN SEITEN ÜBEN

Achten Sie darauf, dass sich Ihr Kind in beide Richtungen gleich gut dreht. Hat es eine Vorliebe für eine Richtung, motivieren Sie es dazu, auch die andere Seite zu benutzen.

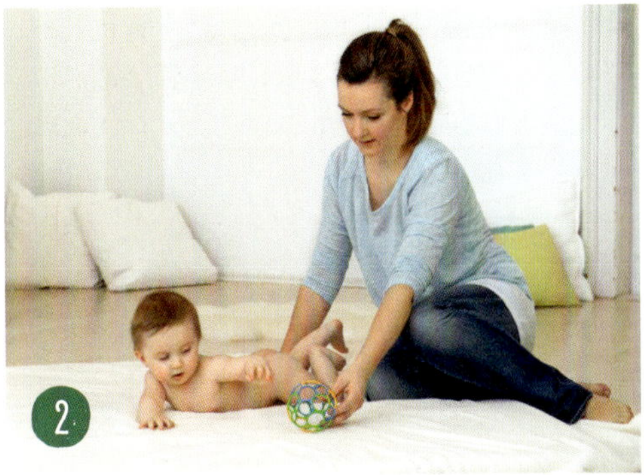

- Legen Sie das Spielzeug neben Ihr Baby.
- (2) **Was tut Ihr Baby?** Es greift mit einer Hand nach dem Spielzeug, stützt sich auf die andere und dreht den Körper zur Seite.

SPIELEND IN DEN VIERFÜSSLERSTAND

- **Das ist neu:** Der direkte Hautkontakt beim Spielen auf Ihren Oberschenkeln animiert Ihr Baby weit mehr zum Krabbeln als Liegen auf dem harten Fußboden.
- Sie sitzen mit gestreckten Beinen auf dem Boden und legen Ihr Kind bäuchlings quer auf Ihre Oberschenkel. Mit einer Hand drücken Sie leicht auf seinen Po. Heben und senken Sie nun abwechselnd leicht Ihre Beine.
- **Was tut Ihr Baby?** Es stützt sich mit den Händen am Boden ab.
- Legen Sie immer wieder mal Pausen ein, damit Ihr Baby aus dieser Position den Vierfüßlerstand probieren kann – Ihre Oberschenkel halten dabei Babys Bauch.

KLETTERPARTIE

- **Sie brauchen:** ein hübsches Spielzeug sowie ein Kissen für sich selbst.
- **Das ist neu:** sich mit den Füßen abstoßen, Kletterkünste üben.
- (1) Sie liegen in Rückenlage am Boden. Ihr Kind liegt quer auf Ihrem Bauch, seine Knie sind am Boden. Legen Sie ein Spielzeug so neben sich auf den Boden, dass Ihr Baby es sehen, aber aus seiner Position nicht erreichen kann. Halten Sie die flache Hand gegen seine Fußsohlen.
- **Was tut Ihr Baby?** Es stößt sich ab, um das Ding zu erreichen.
- **Und später?** Sie liegen in Seitlage, Ihr Kind liegt längs auf Ihrer Hüfte, seine Beine hängen herab. Nun wird es versuchen von Ihrer Hüfte herabzuklettern, um das Spielzeug zu erreichen.

PO UND BAUCH HOCH: SO GEHT'S!

- **Das ist neu:** endlich den Bauch vom Boden hochbekommen.
- (2) Heben Sie Ihr auf dem Bauch liegendes Baby im Schalengriff um den Brustkorb so weit hoch, dass es in den Vierfüßlerstand kommt. Halten Sie es weiter fest.
- **Was tut Ihr Baby?** Es genießt die Erfahrung: »Endlich sind Po und Bauch oben und ich kann hin- und herwackeln!«
- **Und später?** Falten Sie eine Stoffwindel etwa 15 Zentimeter breit. Legen Sie diese unter den Brustkorb Ihres Babys (nicht um den Bauch!). Halten Sie die Enden nahe am Körper fest und helfen Sie Ihrem Kind damit in den Vierfüßlerstand.
- **Wichtig:** Klappt nur, wenn Ihr Kind versucht seine Beine unter dem Bauch anzuziehen statt in der Luft zu rudern.

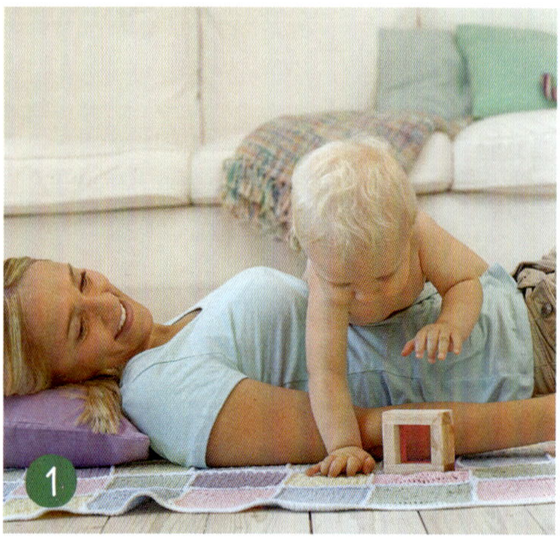
1

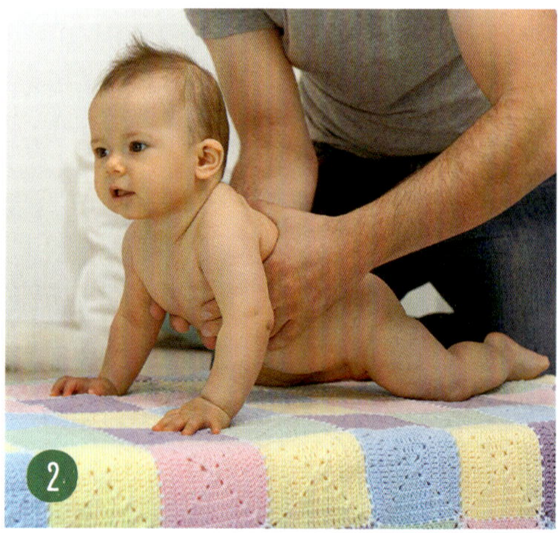
2

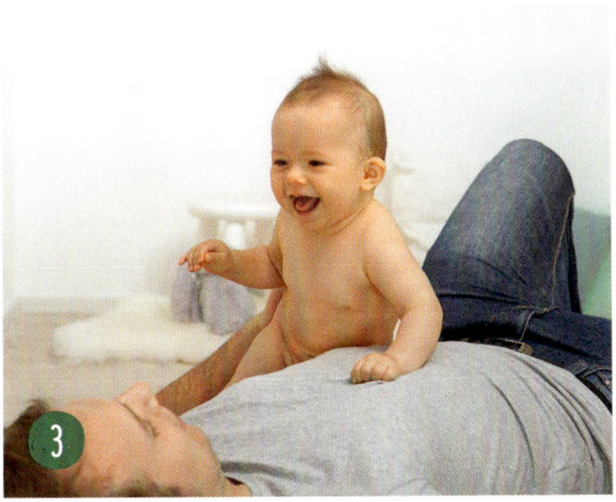

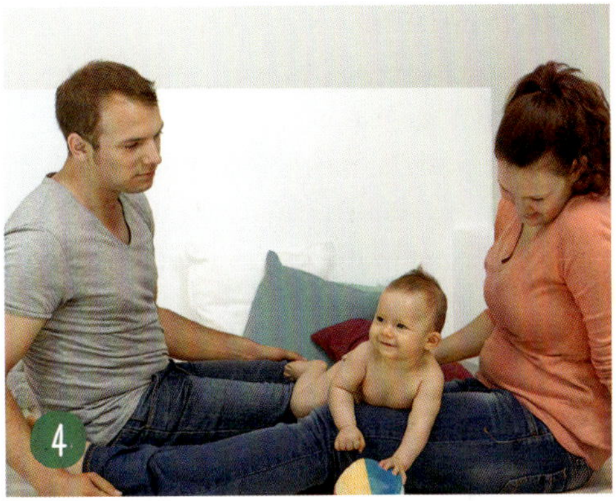

Kleine Krabbler unterstützen

Sobald Ihr Baby krabbelt, sollten Sie ihm oft und ausgiebig die Möglichkeit geben, die neue Fertigkeit zu erproben. Achten Sie darauf, dass möglichst wenige Spielsachen auf dem Boden herumliegen ▸ **siehe Seite 111**, das lenkt Ihr Baby nur ab. In den wärmeren Jahreszeiten kann Ihr Kind auch im Freien krabbeln. Spannend zu bemerken, wie unterschiedlich sich Sand, Gras oder Kies anfühlen! Auch Steigungen krabbelt Ihr Baby jetzt munter rauf und runter.

WER LIEGT DENN DA?

- **Das ist neu:** Hindernisse überwinden und dabei über Papa oder Mama krabbeln.
- Legen Sie sich auf dem Boden auf den Bauch oder auf den Rücken.
- **3 Was tut Ihr Baby?** Sobald Sie sich hingelegt haben, wird es sofort neugierig herbeikrabbeln und das »Hindernis« immer wieder erklettern wollen.
- **Tipp:** Auch ältere Geschwister lieben dieses Spiel. Besonders lustig: Sie stellen die Beine auf und Ihre Oberschenkel verwandeln sich in eine Rutschbahn.

ÜBER BERG UND TAL

- **Sie brauchen:** zwei Erwachsene.
- **Das ist neu:** über ziemlich »schwieriges Gelände« krabbeln.
- Setzen Sie sich einander gegenüber auf den Boden. Die ausgestreckten Beine der Erwachsenen bilden eine Leiter mit vier Sprossen. Legen Sie Ihr Kind mit dem Oberkörper auf den Anfang der »Leiter«.
- **4 Was tut Ihr Baby?** Es versucht das Hindernis zu überwinden.
- **Und später?** Ziehen Sie beide die Beine unterschiedlich an, sodass Ihr Baby über verschieden hohe Hindernisse krabbelt.

IM SLALOM MITTENDURCH

- **Sie brauchen:** große Gegenstände wie Kartons oder Stühle.
- **Das ist neu:** die Bewegungen der Umgebung anpassen, sich im Raum orientieren.
- Stellen Sie die Sachen so hin, dass Ihr Baby dazwischen krabbeln kann. Krabbeln Sie eventuell im Slalom voraus.
- **Was tut Ihr Baby?** Voller Elan krabbelt es den »Parcours« ab!

UNTERM STUHL HINDURCH

- **Sie brauchen:** einen Stuhl.
- **Das ist neu:** durch einen »Tunnel« krabbeln und dabei den Kopf so halten, dass er nicht anstößt.
- Der Stuhl steht zwischen Ihnen und Ihrem Baby. Sie sprechen es von der anderen Seite an oder zeigen ihm ein Spielzeug.

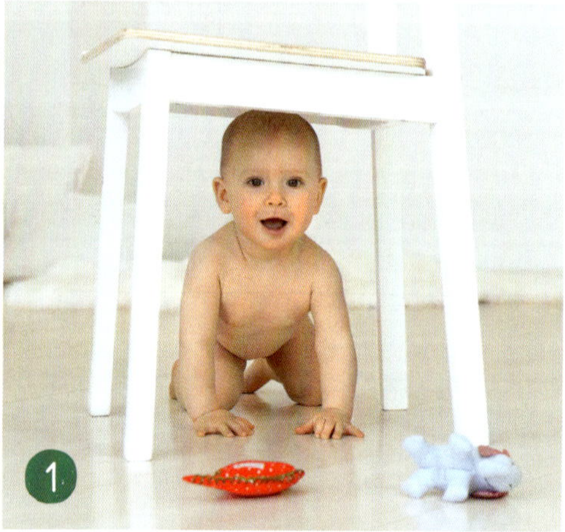

- 1 **Was tut Ihr Baby?** Es krabbelt sicher durch den »Tunnel«. Mehr Tipps zum Tunnelbau finden Sie auf Seite 122.

IN SCHWINDELNDER HÖHE

- **Sie brauchen:** ein Bügelbrett.
- **Das ist neu:** Wenn Ihr Baby seit einigen Wochen krabbelt, können Sie das mit der »Hochebene« noch interessanter machen.
- Klappen Sie das Bügelbrett zusammen und legen Sie es mit der Stoffseite nach oben auf den Boden.
- **Was tut Ihr Baby?** Schon fünf Zentimeter Höhenunterschied nimmt es wahr und versucht konzentriert, sein Gleichgewicht beim Krabbeln zu halten. Wie aufregend, sich auf dem schmalen Brett zu bewegen!
- **Und später?** Stellen Sie das Brett etwas höher (aber maximal 10 bis 15 Zentimeter).
- Auch die schiefe Ebene ▸ siehe Seite 75 eignet sich für dieses Spiel.

KRABBELTOUR

- **Sie brauchen:** eine Luftmatratze.
- **Das ist neu:** Beim Krabbeln das Gleichgewicht ausbalancieren.
- Blasen Sie eine Luftmatratze erst hart auf, dann immer weicher. Geeignet sind auch Luftballonkissen oder -matratze ▸ siehe Seite 117.
- **Was tut Ihr Baby?** Es wird begeistert über den weichen und schwankenden Untergrund krabbeln und dabei ganz neue Bewegungserfahrungen sammeln.

Erste Laufproben

Sobald Ihr Kind sicher krabbelt und das freie Sitzen gemeistert hat, sucht es nach neuen Herausforderungen. Es beginnt, sich an Tischen und Stühlen hochzuziehen und steht dann zum ersten Mal auf eigenen Beinen. Nun wagt Ihr Kind die ersten seitlichen Schrittchen am Tisch oder am Sofa entlang. Nachdem es jeden Tag unermüdlich geübt hat, läuft es schließlich frei.
Mit den folgenden Anregungen können Sie diese Entwicklung unterstützen und die Freude am Laufen wecken.

AN MAMA ODER PAPA HOCH

- **Das ist neu:** immer selbstständiger auf die Füße kommen.
- Setzen Sie sich auf den Boden, damit Ihr Baby sich an Ihnen aufrichten kann.
- **Was tut Ihr Baby?** Es zieht sich an Ihrem Körper hoch. Sie passen sich seinen Bewegungen an und ermöglichen es ihm damit, sich langsam hochzuziehen.
- Bei den ersten Versuchen halten Sie eine Hand hinter seinem Rücken bereit (nicht festhalten!), um es aufzufangen, falls es nach hinten kippt. Anfangs müssen Sie ihm helfen, sich wieder hinzusetzen.

TIPP

MIT PEKiP-SPIELEN INS ZWEITE LEBENSJAHR

Die Entwicklung der Kinder in den letzten Monaten vor dem ersten Geburtstag verläuft sehr unterschiedlich. Nur die Hälfte der Babys kann mit zwölf Monaten frei laufen. PEKiP-Spiele unterstützen die Entwicklung bis zum sicheren Laufenlernen, machen vielen Babys also bis weit ins zweite Lebensjahr viel Spaß. In den PEKiP-Gruppen ist bis zum Schluss ein warmer Raum selbstverständlich, in dem die Kinder nackt spielen können. Idealerweise darf Ihr Kind auch jetzt seine Spielstunden zu Hause unbekleidet genießen. Alle Bewegungen fallen ihm so einfach viel leichter. Und wenn es etwa wegen eines empfindlichen Teppichs nicht möglich ist, Ihr Kind nackt spielen zu lassen, suchen Sie nach Kompromissen: Lassen Sie Ihr Kind zumindest viel barfuß laufen und leichte, bequeme Kleidung tragen. Einige Spiele für Hände und Füße ▸ **siehe Seite 84** und soziale Spiele ▸ **siehe Seite 103** sind für manche Babys erst kurz nach dem ersten Geburtstag interessant, gehören dann aber für lange Zeit zu den Lieblingsspielen. Viele PEKiP-Spiele lassen sich auch spontan in den Familienalltag integrieren.

RAUF UND RUNTER

- **Sie brauchen:** eine Matratze wie für das Spiel »Auf dem Thron« auf Seite 74.
- **Das ist neu:** Stufen erklimmen und Hindernisse überwinden.
- Legen Sie das Hindernis auf den Boden.
- **Was tut Ihr Baby?** Es klettert begeistert hinauf und hinunter.
- Wenn es kopfüber wieder hinunter will, drehen Sie es so, dass seine Füße leicht den Boden berühren. Sagen Sie dabei jedes Mal den gleichen Satz (etwa »Halt, zuerst umdrehen!«), so lernt Ihr Baby, wie es sich zum Herabsteigen drehen muss.
- **Und später?** Bauen Sie eine einfache Treppe ▸ siehe Seite 122 zum Rauf- und Runterkrabbeln. Zunächst aus zwei, später dann aus drei Stufen.

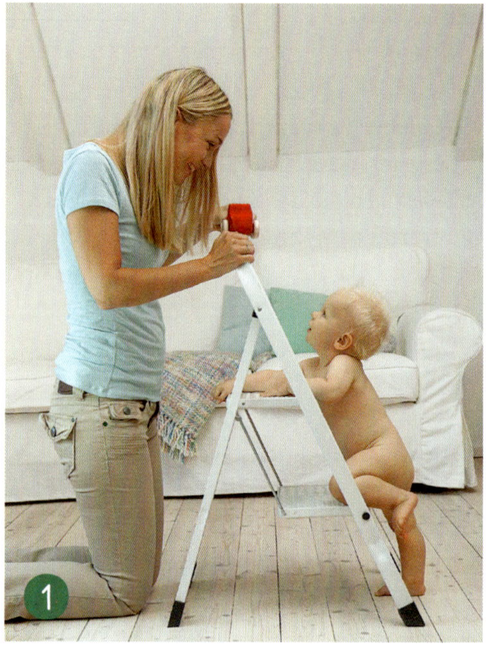

WICHTIG

SICHERHEIT GEHT VOR

Sichern Sie stets die Treppen in Wohnung oder Haus, auch wenn Ihr Baby schon drei Stufen schafft. Üben Sie im Treppenhaus oder an der Stehleiter mit Ihrem Kind; lassen Sie es aber nie allein! Halten Sie es auch nicht fest, sonst klettert es aus dieser Sicherheit höher, als es sich allein zutrauen würde. Räumen Sie die Leiter nach dem Spiel immer sofort weg!

HOCH HINAUS AUF DER LEITER

- **Sie brauchen:** eine kleine, stabile Haushaltstrittleiter.
- **Das ist neu:** Stufen erklimmen, die Welt von oben betrachten.
- Stellen Sie die Leiter auf und beobachten Sie Ihr Kind.
- (1) **Was tut Ihr Baby?** Anfangs wird es sich auf der unteren Stufe aufrichten, dann umkehren. Irgendwann erreicht es die zweite Stufe und steht stolz darauf!
- Beim schwierigen Herabsteigen können Sie ihm helfen, indem Sie eines seiner Beine und die Hüfte sanft nach unten führen.

IMMER AN DER WAND LANG

- **Sie brauchen:** ein kleines Spielzeug.
- **Das ist neu:** Wenn Ihr Kind sich schon an Möbeln aufrichtet, kann es das nun an einer glatten Fläche versuchen.
- Befestigen Sie das Spielzeug so an einem Türgriff, dass Ihr Baby es greifen kann.
- **Was tut Ihr Baby?** Es versucht sich an der glatten Fläche hochzuziehen, um das Spielzeug zu erreichen.

LOSLASSEN IST NICHT EINFACH

- **Sie brauchen:** ein Spielzeug.
- **Das ist neu:** sich beim Stehen nur mit einer Hand festhalten.
- Wenn Ihr Kind an einem Stuhl steht und sich mit beiden Händen festhält, reichen Sie ihm von der Seite das Spielzeug.
- **Was tut Ihr Baby?** Es wird nach dem Gegenstand greifen. Jetzt hält es sich nur noch mit einer Hand fest und ist ganz stolz auf seine Leistung!

HEBST DU DAS MAL AUF?

- **Sie brauchen:** ein Spielzeug.
- **Das ist neu:** Aus dem Stand allein in die Hocke kommen.
- Zeigen Sie Ihrem Kind das Spielzeug und legen Sie es dann zu seinen Füßen auf den Boden. Anfangs können Sie es zum Beispiel auf einen Schuhkarton legen.
- (2) **Was tut Ihr Baby?** Es hebt das Spielzeug auf: Es geht in die Knie, beugt sich vor und muss sein Gleichgewicht halten.

FUSSBALL MIT SEITENWECHSEL

- **Sie brauchen:** einen an einer Schnur befestigten Wasserball.
- **Das ist neu:** das Gleichgewicht von einem Fuß auf den anderen verlagern.
- Ihr Baby steht am Tisch. Zeigen Sie ihm den Ball und halten ihn dann seitlich an einen seiner Füße – abwechseln!
- **Was tut Ihr Baby?** Es wird anfangs zufällig, später bewusst gegen den Ball treten.

»Aua!« Ganz ohne Stürze und blaue Flecken kommt kein Baby durch diese Zeit!

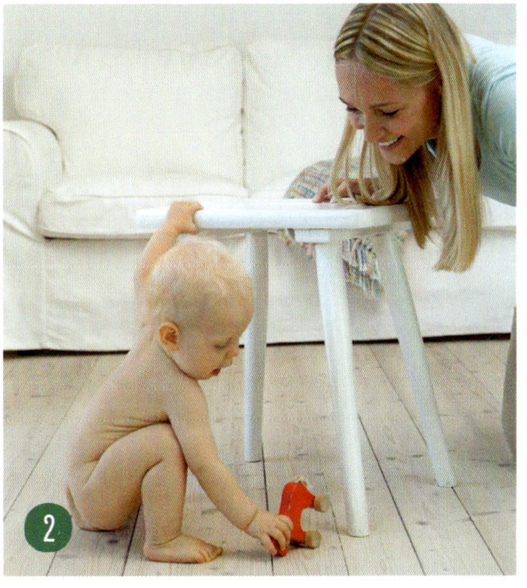
2

ÜBER UMWEGE ZUM ZIEL

- **Sie brauchen:** ein Spielzeug.
- **Das ist neu:** Mit dem Spiel fördern Sie das seitliche Laufen und das Denken (motorische und kognitive Entwicklung).
- Ihr Baby steht am Tisch. Legen Sie das Spielzeug auf die gegenüberliegende Seite des Tisches.
- **Was tut Ihr Baby?** Um an das Spielzeug zu kommen, muss es sich zuerst von ihm entfernen: seitwärts um den Tisch herum! Anfangs braucht Ihr Kind vielleicht Ihre Hilfe: Machen Sie ihm vor, wie der Weg zu bewältigen ist.

ZWERGERL-FUSSBALL

- **Sie brauchen:** einen Ball.
- **Das ist neu:** im Laufen das Gleichgewicht verlagern und in einem sich verändernden Rhythmus laufen.
- Zeigen Sie Ihrem Baby, wie Sie mit dem Fuß gegen einen Ball treten. Nun ist Ihr Baby dran!
- **Was tut Ihr Baby?** Es läuft wahrscheinlich tapsig zum Ball, macht kurz davor einen größeren Schritt und versucht, dagegenzutreten. Dabei kommt es aus seinem Laufrhythmus und muss sein Gleichgewicht ausbalancieren.

NEUE ERFAHRUNGEN FÜR KLEINE FÜSSE

- **Sie brauchen:** eine saubere Fußmatte, ein Fell, einen weichen Badvorleger, eine Luftmatratze oder Ähnliches.
- **Das ist neu:** auf verschiedenen Untergründen sicher laufen.
- Legen Sie den »Laufsteg« auf den Boden. Auf der wackeligen Luftmatratze läuft es sich ganz anders als beispielsweise auf dem kuscheligen Fell oder dem rauen Fußabstreifer!
- **Was tut Ihr Baby?** Es probiert die verschiedenen Böden begeistert aus und wird dabei immer sicherer.
- **Tipp:** Lassen Sie Ihr Kind draußen vielfältige Fußerfahrungen machen. Auf Gras, Sand oder Steinchen barfuß laufen macht Spaß, bietet neue Sinneserfahrungen und fördert das sichere Laufen.

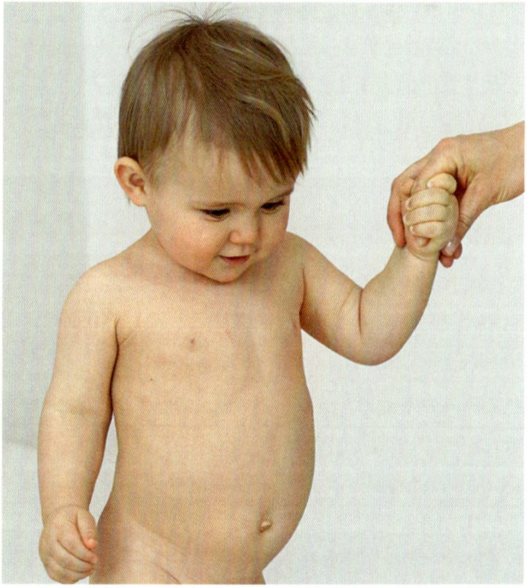

Wenn Sie Ihr Kind beim Gehen an die Hand nehmen, muss sein Arm angewinkelt sein.

INFO

MAMA, AN DEINER HAND FÜHL ICH MICH SICHER!

In der Wohnung läuft Ihr Baby vielleicht schon sicher – es kennt sich aus und weiß um die kurzen Entfernungen zwischen den Möbelstücken. Im Freien sind die Entfernungen viel größer und es gibt zahlreiche »Stolpersteine«! Hier braucht Ihr Kind Ihre unterstützende Hand. Ziehen Sie beim Gehen seinen Arm aber nicht nach oben: Babys Arm soll angewinkelt sein. Auf diese Weise muss Ihr Kind das Gleichgewicht selbst halten und übt das sichere Gehen.

Bieten Sie (auch um Ihren Rücken zu schonen!) Ihrem Kind Ihre Hand nicht allzu oft an, sondern geben Sie sie ihm nur, wenn Ihr Baby darum »bittet« – und wenn es aus Sicherheitsgründen nötig ist, etwa in der Stadt!

Ihr Baby sollte oft barfuß oder auf rutschfesten Socken laufen. Schuhe braucht es nur im Freien, um die Füße vor Kälte und Nässe zu schützen. Die ersten Schritte sind sicherer ohne feste Schuhe, »Lauflernschuhe« sind daher überflüssig!

ÜBER STOCK UND STEIN

- **Sie brauchen:** lange, niedrige, schmale Hindernisse: Besenstiel, Staubsaugerschlauch, ein längs gerolltes Handtuch ...
- **Das ist neu:** eine kleine Stufe übersteigen. Gar nicht einfach!
- Legen Sie einen der länglichen Gegenstände auf den Boden.
- **Was tut Ihr Baby?** Wenn es das Hindernis überwinden will, muss es sein Bein höher anziehen als beim normalen Gehen; das Laufen gerät ins Ungleichgewicht. Deswegen sucht Ihr Kind bei den ersten Versuchen Ihre unterstützende Hand.
- 1 **Und später?** Bauen Sie aus den Gegenständen einen Hindernis-Parcours.

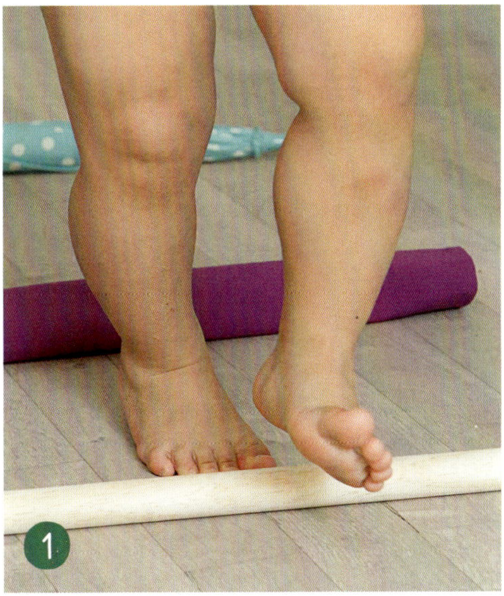

GANZ SCHÖN GEWICHTIG!

- **Sie brauchen:** ein großes, aber leichtes Spielzeug, etwa einen Wasserball oder einen großen Teddy.
- **Das ist neu:** große Dinge tragen, sich dabei ausbalancieren.
- Bitten Sie Ihr Kind, das Spielzeug zu Ihnen zu tragen.
- **Was tut Ihr Baby?** Es wird begeistert das Spielzeug holen.

AUF SCHMALSPUR

- **Sie brauchen:** für Anfänger einen langen Papierstreifen; später ein Bügelbrett oder eine zusammengefaltete Decke.
- **Das ist neu:** Anfangs laufen Babys breitbeinig, um ihr Gleichgewicht besser zu halten. Mit diesem Spiel lernt Ihr Kind seine Lauftechnik zu verfeinern.
- Hatte Ihr Kind Spaß an den vorigen Laufspielen, bieten Sie ihm nun den schmalen »Steg« als neue Herausforderung an.

MAGISCH ANGEZOGEN

- **Sie brauchen:** ein Spielzeug zum Ziehen.
- **Das ist neu:** Wenn Ihr Kind im Laufen schon Sachen vor sich herschiebt, kann es nun probieren, im Laufen nach hinten zu sehen und sein Gleichgewicht zu halten.
- Geben Sie Ihrem Kind die Schnur.
- **Was tut Ihr Baby?** Es ist daran gewöhnt, in die Richtung zu schauen, in die es läuft. Jetzt will es das Spielzeug hinter sich beobachten, während es vorwärts läuft – gar nicht so leicht!

RÜCKWÄRTS EINPARKEN

- **Sie brauchen:** eine Matratze, eine unterste Treppenstufe, einen Kinderstuhl.
- **Das ist neu:** sich rückwärts hinsetzen in zwei Lernschritten.
- Zeigen Sie Ihrem Kind die Matratze und ermuntern Sie es, sich hinzusetzen.
- **Was tut Ihr Baby?** Es dreht sich um und setzt sich vorsichtig hin. Bei der breiten Fläche ist die Trefferquote recht hoch!
- Nun stellen Sie den Stuhl an die Längsseite des Sofatischs.
- **Was tut Ihr Baby?** Es hält sich an der Tischkante fest und setzt sich mit Seitwärtsschritten hin. Der Po muss die kleine Fläche treffen – viele Kinder landen anfangs auf dem Boden!

TIPP

EINPARKEN FÜR EXPERTEN

Beherrscht Ihr Kind das Hinsetzen auf den Stuhl, können Sie ihn als nächste Herausforderung auch mitten ins Zimmer stellen. Ermuntern Sie Ihr Kind, sich zu setzen. Dafür muss es einen oder zwei Schritte rückwärts laufen. Beim Rückwärtsschauen dreht es den Körper automatisch so, dass es sich setzen kann.

Soziale Spiele

Mit etwa einem halben Jahr lernt Ihr Baby sich verständlich zu machen, um etwas zu bekommen. Mit acht oder neun Monaten versteht es schon viele Wörter. Die folgenden Spiele unterstützen die sprachliche und soziale Entwicklung Ihres Kindes.

FANG MICH DOCH!

- **Das ist neu:** Wenn Ihr Kind sicher krabbelt, macht es ihm Spaß, wenn Sie ihm hinterherkrabbeln, um es zu fangen. Je nach Typ ruhig oder eher wild.
- **Was tut Ihr Baby?** Bald wird es vielleicht loskrabbeln und zurückschauen, als wollte es sagen: »Fang mich!«
- **Wichtig:** Achten Sie auf die Reaktion Ihres Babys: Sagt es mit Körperhaltung und Mimik »Nein!«, brechen Sie das Spiel unbedingt sofort ab. So erfährt Ihr Baby, dass seine Gefühle ernst genommen werden!

WAU, WAU – ODER MIAU?

- **Das ist neu:** nachahmen, Begriffe erfassen.
- Zeigen Sie Ihrem Krabbelkind, wie ein Hund läuft und bellt.
- **Was tut Ihr Baby?** Bald wird es krabbeln und dabei »wau, wau« sagen.
- **Und später?** Ihr Kind lernt den Begriff »Hund«. Wenn es einen sieht und »wau-wau« sagt, bestätigen Sie seine Denkleistung, indem Sie sagen: »Ja, das ist ein Hund. Und der macht wau, wau.«

BEIFALL FÜR IHR BABY!

- **Das ist neu:** in die Hände klatschen wie Mama und Papa – ein Erfolgserlebnis und später eine musikalische Erfahrung.
- Sie zeigen Ihrem Baby, wie Sie in die Hände klatschen.
- 1 **Was tut Ihr Baby?** Es versucht Sie beim Klatschen nachzuahmen.
- **Und später?** Später können Sie gemeinsam singen und klatschen. Kramen Sie in Ihrer Erinnerung nach alten Kinderliedern! Anfangs setzt Ihr Kind nach Ihnen mit dem Klatschen ein, später fängt es sofort zu klatschen an, sobald Sie zu singen beginnen. Noch später fordert es Sie zum Singen auf: Es klatscht in die Hände, nickt und gibt Laute von sich.

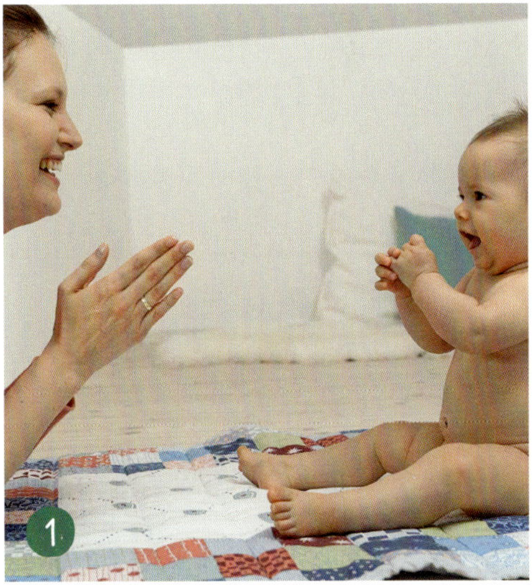

DIE SPRACHENTWICKLUNG FÖRDERN

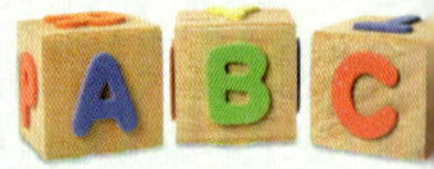

Die Entwicklungspsychologen sind sich einig: Eine gut entwickelte Sprachfähigkeit ist eine Grundvoraussetzung fürs spätere Lernen.

Mit den Spielen auf dieser Seite können Sie die sprachliche Entwicklung Ihres Babys fördern ▸ **siehe Seite 34**.

- **Augen, Nase, Ohren, Mund:** Benennen Sie immer wieder die Körperteile Ihres Kindes. Sie können auch ein Spiel daraus machen und fragen: »Wo ist die Nase? Wo sind die Ohren?« Achten Sie darauf, dass alle Körperteile einen Namen bekommen – auch die Geschlechtsteile! Viele Kinder kennen dafür keine angemessenen Bezeichnungen. Oft heißt es nur: »Jetzt wasche ich dich da unten sauber!«
- **Ja und Nein:** Zeigen Sie Ihrem Kind ein Bild, etwa von einem Ball. Fragen Sie: »Ist das ein Auto?« Anfangs kann Ihr Kleines mit Kopfschütteln, später mit »Nein« antworten. Heftig Nicken und »Ja«-Sagen beziehungsweise Kopfschütteln und dazu »Nein«-Krähen macht Riesenspaß. Und gleichzeitig wächst das Sprachverständnis.
- **»Sei so lieb und bring mir …«:** Geben Sie Ihrem Baby im Alltag immer wieder kleine Aufgaben: »Hol bitte den Ball!« oder »Bringst du bitte die Tasse in die Küche?« Stolz erfüllt es Ihre Aufforderung.
- **Mal laut, mal leise:** Modulieren Sie Ihre Stimme und sprechen Sie Ihr Kind Zwischendurch im leisen Flüsterton und dann wieder mit lauter Stimme an. Das gefällt den meisten Kindern, und bald versuchen sie sich selbst daran.
- **Lange Leitung:** Auch über größere Entfernung können Sie mit Ihrem Baby sprechen: Unterhalten Sie sich von der Küche aus mit Ihrem im Wohnzimmer spielenden Kind. Ihre Stimme klingt so etwas anders und Ihr Kind lauscht gespannt.
- **Lautsprecher und Rohrpost:** Flüstern oder rufen Sie in eine Pappröhre oder einen Becher. Anfangs rufen Sie den Namen Ihres Kindes. Halten Sie nun die Öffnung schräg vor sein Gesicht. Bald wird Ihr Baby versuchen Sie nachzuahmen. Stimmen zu variieren macht großen Spaß! Durch eine Pappröhre können Sie sich auch gegenseitig anschauen.
- **Bücherlust:** Bilderbücher gemeinsam anschauen und Bilder benennen erweitert den Wortschatz. Die ersten Bilderbücher sollten nur ein deutliches Bild pro Seite haben, wie einen Ball oder eine Katze.

LIEDER UND VERSE

Wie bei den PEKiP-Spielen ist es auch bei Liedern und Versen wichtig, dass Sie sie häufig wiederholen – auch wenn es für Sie manchmal langweilig ist! Babys brauchen im ersten Jahr noch keine Fülle von Liedern – einige wenige reichen aus. Diese sollten Sie Ihrem Baby gleich mehrmals hintereinander vorsingen. Interessant findet es keine endlosen Strophen, sondern kurze Texte, die Sie unterschiedlich betonen.

- Im ersten Vierteljahr sind Schmuse- und Wiegenlieder am besten geeignet. Das Lied zum Einschlafen sollte unbedingt immer das gleiche sein!
- Verse und Lieder, bei denen der ganze Körper einbezogen wird, begeistern Babys etwa ab dem fünften Monat, besonders beim Spielen auf dem Wickeltisch.
- Später eignen sich rhythmische Lieder mit Klatschen oder Fingerbewegungen. Beides versucht Ihr Baby schon bald nachzuahmen ▸ **siehe Seite 103** unten.
- Wenn Ihr Baby sitzen kann, freut es sich auf die sogenannten Kniereitspiele. Auch heute noch ein beliebter Klassiker:
  »Hoppe, hoppe, Reiter,
  wenn er fällt, dann schreit er.
  Fällt er in den Graben,
  fressen ihn die Raben.
  Fällt er in den Sumpf,
  macht der Reiter plumps!«
- Um den ersten Geburtstag herum, wenn die Kinder laufen gelernt haben, kommen die ersten »Kreisspiele« mit Mama oder Papa dazu: Hände haltend »Ringel, Ringel, Reihe« singen und dazu im Kreis herumlaufen macht allen Spaß.
- Größere Kinder lieben es, Silben zu klatschen und der Sprache damit Rhythmus zu geben. Dazu können Sie den eigenen Namen verwenden: »Chris-ti-na« oder einfache Reime »e-ne, me-ne, muh ...«
- Falls Sie nur wenige Lieder kennen oder Ihnen die Texte nicht mehr einfallen, fragen Sie doch Ihre Eltern oder Schwiegereltern, was sie mit Ihnen oder mit Ihrem Partner gesungen haben. So erhalten die Lieder und Verse eine Verbindung zu Ihrem eigenen Sprechenlernen. Vielleicht fragt Ihr Kind Sie ja später mal danach!
- Es schadet Ihrem Kind übrigens nicht, falls Sie nicht perfekt singen können. Die Freude am Singen ist das Wichtigste.

WICHTIG

NICHT KOMBINIERBAR

Die Bewegungsanregungen und PEKiP-Spiele, die in diesem Buch erklärt werden, sind nicht geeignet, um mit Liedern kombiniert zu werden. Bei den PEKiP-Bewegungsspielen geht das Tempo immer von Ihrem Kind aus – nicht vom Tempo oder Rhythmus eines Liedes.

KUCKUCK – WO BIN ICH?

- **Sie brauchen:** ein dünnes Tuch.
- **Das ist neu:** verstecken, entdecken, sich über Erfolge freuen.
- Legen Sie das Tuch über das Gesicht Ihres Kindes und fragen Sie: »Wo ist die Anna?« Nehmen Sie das Tuch weg und sagen Sie: »Da!« Zur Abwechslung können auch Sie selbst sich unter dem Tuch verstecken.
- Diese Spielanregung eignet sich wunderbar, um kurze Trennungen zu üben.
- **Was tut Ihr Baby?** Es zieht bald das Tuch weg und freut sich, wenn es Ihr Gesicht wieder sehen kann.
- **Und später?** Die meisten Kinder verstecken sich gern zusammen mit Freunden oder mit Mama oder Papa unter einer Decke und ein älteres Kind darf suchen.

AUF DIE PAUKE HAUEN ...

- **Sie brauchen:** einen stabilen Kochlöffel aus Holz, Töpfe und Schüsseln.
- **Das ist neu:** durch Trommeln unterschiedliche Töne erzeugen.
- Zeigen Sie Ihrem Baby, wie Sie mit einem Kochlöffel auf einen Topf schlagen und auf eine Plastikschüssel trommeln.
- **Was tut Ihr Baby?** Es probiert aus, welches Gefäß wie klingt.
- Geben Sie Ihrem Kind den Kochlöffel abwechselnd in die rechte und linke Hand.
- **Und später?** Geben Sie Ihrem Kind zwei Kochlöffel, damit es gleichzeitig damit trommeln kann.

BITTE UND DANKE

- **Sie brauchen:** ein vertrautes Spielzeug (bitte kein neues: es ist zu interessant, um es wieder abzugeben!).
- **Das ist neu:** etwas abgeben. Die Begriffe »Bitte« – »Gib mir ...« – »Danke« in spielerischer Weise lernen.
- Geben Sie Ihrem Kind das Spielzeug und sagen Sie dabei »Bitte!« Nach einer Weile strecken Sie Ihre Hand aus und bitten Ihr Kind, es zurückzugeben. Wenn Sie es bekommen, sagen Sie »Danke!«
- **Was tut Ihr Baby?** Es nimmt das Spielzeug erfreut an und reicht es wieder zurück.

TIPP

SELBSTSTÄNDIGKEIT FÖRDERN

Ab dem achten, neunten Monat wollen Babys die Erwachsenen nachahmen und vieles selbst ausprobieren. Nur beim Tun lernt Ihr Baby. Geben Sie ihm daher möglichst viel Gelegenheit Selbstständigkeit zu üben, zum Beispiel bei den täglichen Mahlzeiten: Lassen Sie Ihr Kind früh selbst mit dem Löffel essen, auch wenn anfangs viel danebengeht. Und auch das anschließende Hantieren mit der Serviette, um den Mund abzuwischen, klappt um so besser, je früher Ihr Baby mit dem Üben beginnen darf.

WO TICKT ES?

- **Sie brauchen:** einen laut tickenden Wecker, eine Spieluhr oder Musik.
- **Das ist neu:** einem Klang lauschen und seiner Richtung folgen.
- Lauschen Sie gemeinsam nach dem Geräusch: erst aus der Nähe, später dann aus der Ferne, schließlich aus verschiedenen Richtungen.
- Verstecken Sie die Uhr in einem anderen Zimmer, dann suchen Sie gemeinsam mit Ihrem Kind danach: »Horch, wo ist die Uhr? Da ist die Uhr!«
- **Was tut Ihr Baby?** Beim nächsten Mal sucht Ihr Kind den Gegenstand da, wo Sie ihn beim letzten Spiel versteckt hatten.

MAMAS BUCH, ANNAS BUCH

- **Sie brauchen:** eines Ihrer Bücher sowie ein Bilderbuch, das Ihrem Kind gehört.
- **Das ist neu:** Grenzen kennen und akzeptieren lernen.
- Legen Sie beide Bücher auf Tisch oder Boden und sagen Sie mehrmals, wem sie gehören: »Mamas Buch und Annas Buch.«
- Nun fragen Sie Ihr Kind: »Wo ist Mamas (Annas) Buch?«
- **Was tut Ihr Baby?** Bald zeigt es auf das richtige Buch und sagt vielleicht »Da!«.
- Nimmt Ihr Kind Ihr Buch, sagen Sie ruhig: »Nein, das Buch gehört der Mama!« Anschließend nehmen Sie es ihm weg. Dann geben Sie ihm sein Buch: »Das ist Annas Buch.«

MEMORY FÜR DIE KLEINSTEN

- **Sie brauchen:** drei Plastikbecher, ein kleineres Spielzeug.
- **Das ist neu:** mit Spaß und Spannung einen Gegenstand wiederfinden; das Erinnerungsvermögen schulen.
- (1) Stellen Sie die Becher umgedreht vor Ihr Kind. Verstecken Sie das Spielzeug vor seinen Augen unter einem Becher. Fragen Sie, wo das Spielzeug ist. Zeigen Sie auch mal auf den »falschen« Becher und fragen Sie: »Ist die Ente da? Nein!«
- **Und später?** Im zweiten Lebensjahr legen Sie unter jeden Becher ein anderes Spielzeug und fragen, wo diese sich jeweils versteckt haben.

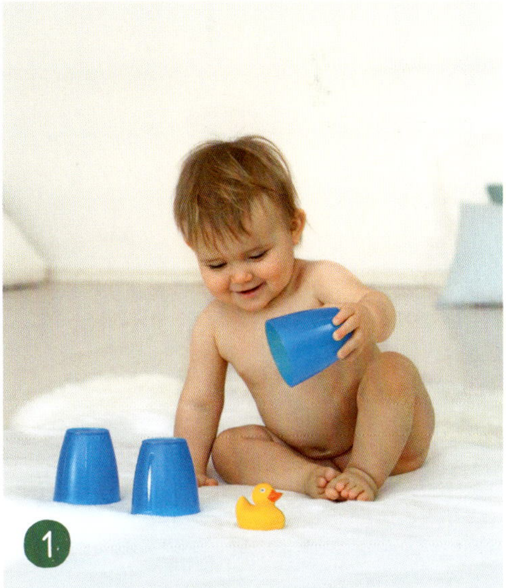

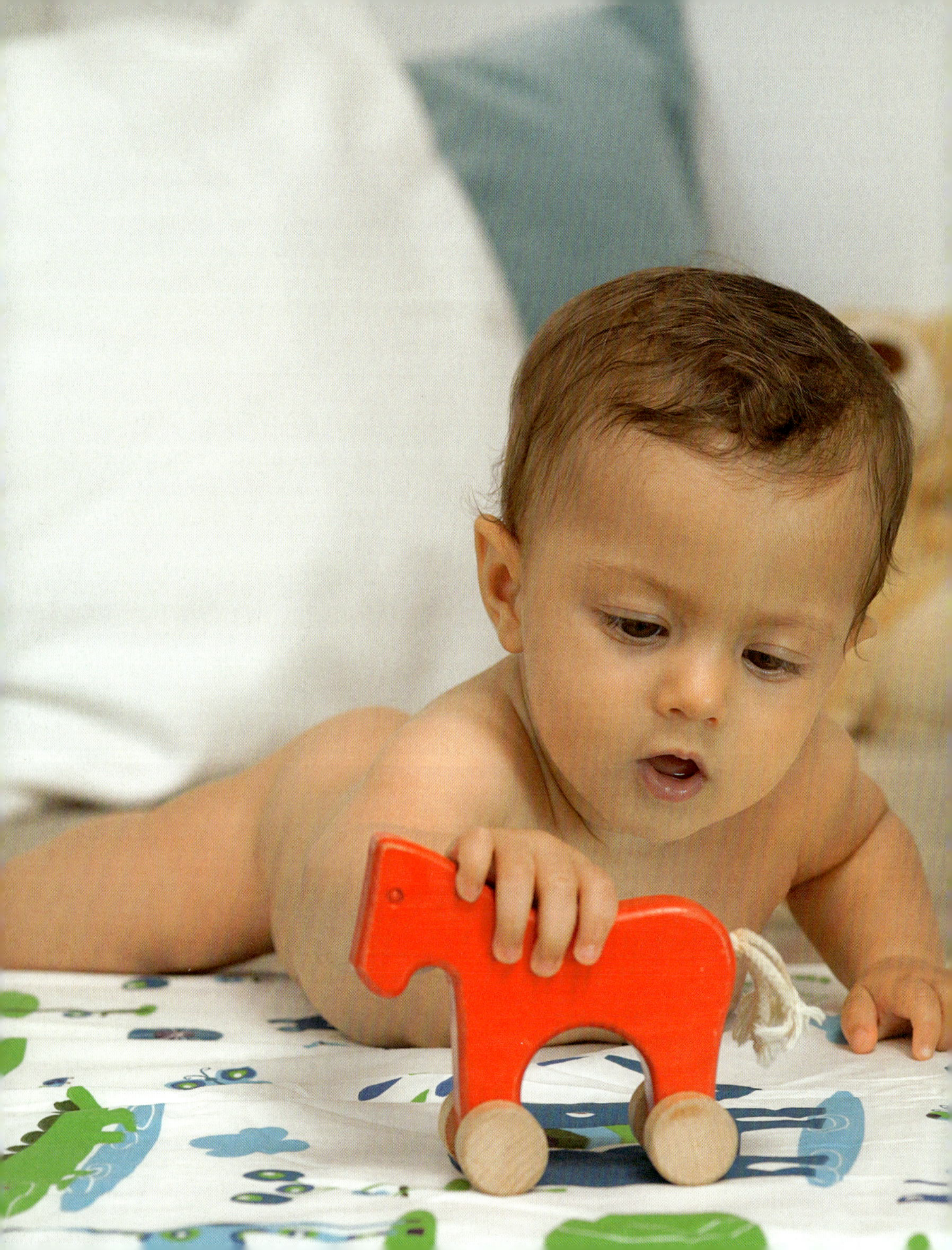

SCHÖNES ZUM SPIELEN

WELCHES SPIELZEUG FÜR IHR KIND SINNVOLL IST UND WAS SIE SONST NOCH BRAUCHEN, LESEN SIE IN DIESEM KAPITEL. VOR ALLEM ABER FINDEN SIE HIER EINIGE SCHÖNE BASTELANREGUNGEN.

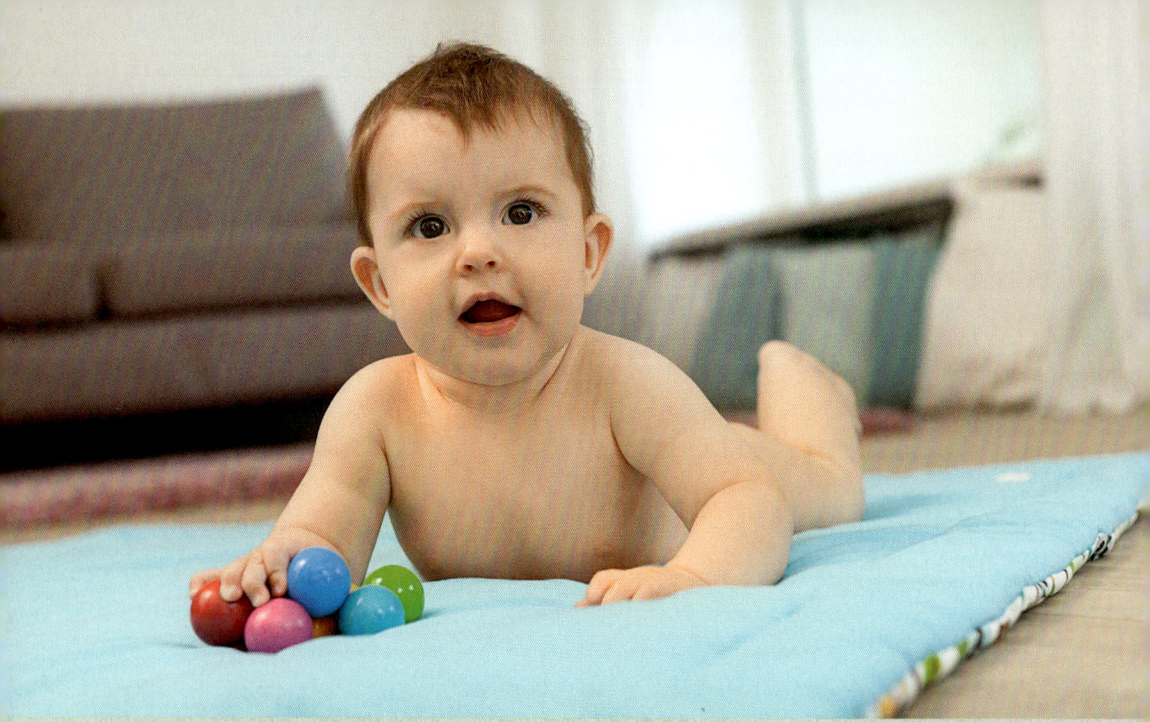

SPIELZEUG UND MEHR – WAS BRAUCHEN BABYS?

Die Regale in den Spielwarenläden quellen über – die Schränke in den Kinderzimmern ebenfalls. Das Angebot an Spielzeug ist unüberschaubar, und Eltern oder schenkfreudige Großeltern fragen sich oft ratlos, was sie kaufen sollen. Abwechslung beim Spielen ist natürlich gut, doch wenn Ihr Kind zwischen Bergen von Spielzeug sitzt, kann es sich gar nicht intensiv mit einem Gegenstand beschäftigen. Bieten Sie Ihrem Kind lieber wenige verschiedene Dinge auf einmal an, dafür aber schöne Spielzeuge aus hochwertigen (Natur)-Materialien, die immer wieder aufs Neue interessant sind.

Auf den folgenden Seiten erfahren Sie, für welche Spielsachen sich Babys schon seit Jahrzehnten begeistern und in welchem Alter sie zum Einsatz kommen. Denn gutes Spielzeug muss vor allem auch zum Entwicklungsstand des Kindes passen.

Wozu Spielzeug?

Spielend erforscht Ihr Kind seine Umwelt und die eigenen Fähigkeiten. Es lernt unterschiedliche Materialien kennen und entdeckt, was es mit den verschiedenen Gegenständen alles anfangen kann: zwei Bauklötze aneinanderschlagen, an der Schnur der Spieluhr ziehen, in Löcher etwas hineinstecken, Dinge stapeln und den Stapel wieder umwerfen, Papier knüllen, Wasser hin und her gießen, einen Ball zum Rollen bringen, einen Karton vor sich her schieben ... So spielt es fasziniert mit dem Gesetz von Ursache und Wirkung.

Weniger ist mehr!

Schütten Sie die Spielzeugkiste nicht einfach vor Ihrem Baby auf dem Boden aus, sondern lassen Sie Ihr Kind die Spielsachen selbst herausholen. Wenn schließlich mehrere Spielzeuge auf dem Boden herumliegen, mit denen es im Augenblick nicht mehr spielt, räumen Sie sie (gemeinsam) weg. So lernt Ihr Kind, konzentriert ein Spielzeug zu erforschen. Räumen Sie auch ab und zu ein Spielzeug Ihres Babys eine Zeit lang ganz weg: Nach ein paar Wochen ist die »alte« Ente plötzlich wieder hochinteressant.

Alles kann Spielzeug sein

Gegen Ende des ersten Lebensjahres brauchen Babys Gegenstände aus dem Alltag für ihre ersten Nachahmungs- oder Rollenspiele. Beliebt sind jetzt alle Arten von Küchenutensilien. Nicht zuletzt deshalb, weil auch Mama ständig damit hantiert. Kochlöffel, Töpfe, Joghurtbecher, Kaffeedosen, alte Pralinenfolien, Schneebesen – solche Dinge findet Ihr Kind jetzt sehr interessant! Lassen Sie es möglichst mit dem Gegenstand spielen, den es sich selbst ausgesucht hat. Vorausgesetzt natürlich er ist ungefährlich.
Auch das Essen ist für Ihr Kind eine Entdeckungsreise: Lassen Sie es ruhig ab und zu seine Nudeln mit den Fingern essen!
Draußen wird Ihr Kind ebenfalls eine Menge entdecken und erforschen: Laub, Steine, Kies – all das ist so interessant! Wichtig ist, dass Ihr Kind die Dinge in ihrer natürlichen Umgebung und Funktion kennenlernt: Holen Sie Blätter und Steine nicht extra ins Haus, bereiten Sie kein Essen nur zum Spielen zu. An diesen Dingen wird Ihr Baby lange Freude haben:

- einige Greiflinge
- ein Quietschtier
- einige »Badetiere«
- zwei kleine Kuscheltiere
- eine kleine, weiche Puppe
- ein Babybilderbuch
- eine Spieluhr
- ein Auto zum Schieben
- unterschiedlich große Bälle
- ein Becherturm
- einige Bauklötze
- eine Klopfbank
- ein Spieltelefon

WAS SIE SONST NOCH FÜRS BABY BRAUCHEN

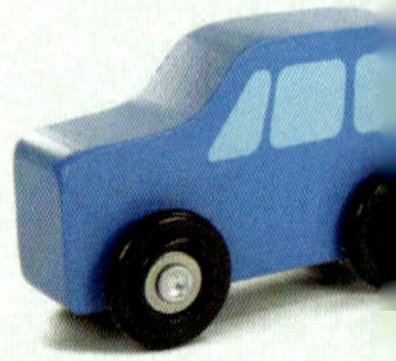

Neben Spielzeug gibt es auch eine Menge sogenannter Babygeräte, welche laut den Herstellern die Entwicklung des Babys fördern und den Alltag für die Eltern erleichtern sollen. Aber nicht alle Produkte erfüllen diese Versprechen. Einige sind für die Entwicklung Ihres Kindes sogar schädlich oder wegen ihres Unfallrisikos gefährlich.

Hier erfahren Sie, was empfehlenswert ist, was für eine kurze Zeit durchaus zum Einsatz kommen kann – und was für Ihr Baby völlig ungeeignet ist. Die Angaben richten sich nach Empfehlungen des Deutschen Verbandes für Physiotherapie.

- **Kinderwagen:** Als erstes Transportmittel ist er gut geeignet; und praktisch, weil Sie Trinkfläschchen und Windeln sowie Ihre Einkäufe bequem darin verstauen können. Er kann zwar in manchen Situationen, etwa in der U-Bahn, auf der Rolltreppe oder im Bus, etwas sperrig sein, ist aber gerade wenn Sie länger unterwegs sind ein gemütlicher »Rückzugsort« für Ihr Baby.
- **Buggys und Sportwagen:** Diese Wagen, insbesondere sogenannte Babyjogger, sind erst empfehlenswert, wenn Ihr Baby sicher sitzen kann, also etwa ab einem halben Jahr. Wichtig bei solchen Sportwagen ist eine verstellbare Rückenlehne.
- **Tragetuch:** Das Tuch ersetzt zwar nicht den Kinderwagen, ist aber richtig gebunden für Ihr Baby auf jeden Fall ein angenehmer Aufenthaltsort. Lassen Sie sich von Ihrer PEKiP-Gruppenleiterin oder Ihrer Hebamme zeigen, wie Sie das Tragetuch richtig binden.
- **Tragesack:** Weniger empfehlenswert, da diese Tragehilfen nur selten so flexibel auf die Körpergröße des Kindes einstellbar sind, dass sie stets den richtigen Halt geben, wie das bei einem richtig gebundenen Tragetuch der Fall ist.
- **Rückentrage:** Sie ist frühestens mit sechs Monaten geeignet, wenn Ihr Kind sicher frei sitzen kann. Achten Sie sich selbst zuliebe bereits beim Kauf auf den Tragekomfort: Die Unterschiede sind hier sehr groß!
- **Fahrradsitz:** Ebenfalls nur für sichere »Sitzer« geeignet, die dann viel Spaß an dieser Fortbewegungsart haben. Nehmen

Sie am besten einen Sitz, der unter dem Sattel am Fahrradrahmen befestigt werden kann. Achtung: Helm nicht vergessen und die Füße des Kindes anschnallen!

- **Babyschale als Autositz:** Im Auto eine unverzichtbare Hilfe. Verwenden Sie sie aber bitte nicht als »Dauersitz« ▸ **siehe Seite 22**, da die Babyschalen nicht für eine optimale Haltung konstruiert sind, sondern dazu da, Ihr Baby bei einem Aufprall so gut wie möglich zu schützen. Legen Sie daher auf längeren Autofahrten immer wieder mal eine Pause ein, in der Sie Ihr Baby aus dem Sitz herausnehmen.
- **Laufstall:** Um Ihr Kind für wenige Minuten vor Gefahrenquellen zu schützen, ist ein Laufstall ein geeigneter Aufenthaltsort. Lassen Sie Ihr Baby aber bitte nicht ständig darin, da seine Bewegungsfreiheit sonst stark eingeschränkt würde. Bitte »missbrauchen« Sie auch das Gitterbettchen nicht als Laufstall. Es sollte wirklich nur zum Schlafen da sein.
- **Babyhopser:** Hopsen auf Mamas oder Papas Schoß ▸ **siehe Seite 81** ist die bessere Alternative zu den Babyhopsern, in denen das Baby wenig Halt hat und oft nur mit der Fußspitze den Boden berührt. Diese Haltung schadet vor allem dem Rücken Ihres Babys und begünstigt Fehlstellungen der Füße. Zudem kann Ihr Kind das Spiel nicht von sich aus beenden: Auch wenn es schon müde ist, federt es noch weiter, bis jemand es befreit.
- **Babywippe:** Dieses Gerät ist völlig ungeeignet! Die Eigenaktivität und Bewegungsfreiheit Ihres Babys werden darin sehr stark eingeschränkt. Die schräge Haltung kann zu Wirbelsäulenfehlhaltungen führen. Außerdem kippen die Wippen immer wieder um und es kommt zu vermeidbaren Verletzungen.
- **Babyschaukel:** Eine Babyschaukel besteht aus einem Sitz, der an einem Gestell oder an der Zimmerdecke frei schwingend aufgehängt ist. Babys lieben es zu schaukeln. Allerdings können sie ihr Gleichgewicht bei entsprechenden Spielen auf Mamas oder Papas Armen oder Beinen viel besser trainieren. Sichere Sitzer können durchaus ab und zu das »Fliegen« in einer stabilen, sicher montierten Schaukel genießen, aber Sie sollten wegen der immer vorhandenen Sturzgefahr ständig dabeibleiben und Ihr Baby aus der Schaukel heben, wenn es nicht mehr mag. Die Schaukelbewegung sollten Sie höchstens mit einem kleinen Schubs einleiten; achten Sie immer auf die Reaktionen Ihres Babys!
- **Lauflerngeräte:** Diese Geräte erschweren Ihrem Kind das Laufenlernen, statt es zu unterstützen! Das Baby lernt darin nämlich nicht, wie es sein Körpergewicht ausbalancieren kann. Zudem sind sie richtiggehende Gefahrenquellen: Babys stürzen damit häufig schon schwer über niedrige Schwellen oder Stufen! In einigen Ländern sind sie daher verboten.

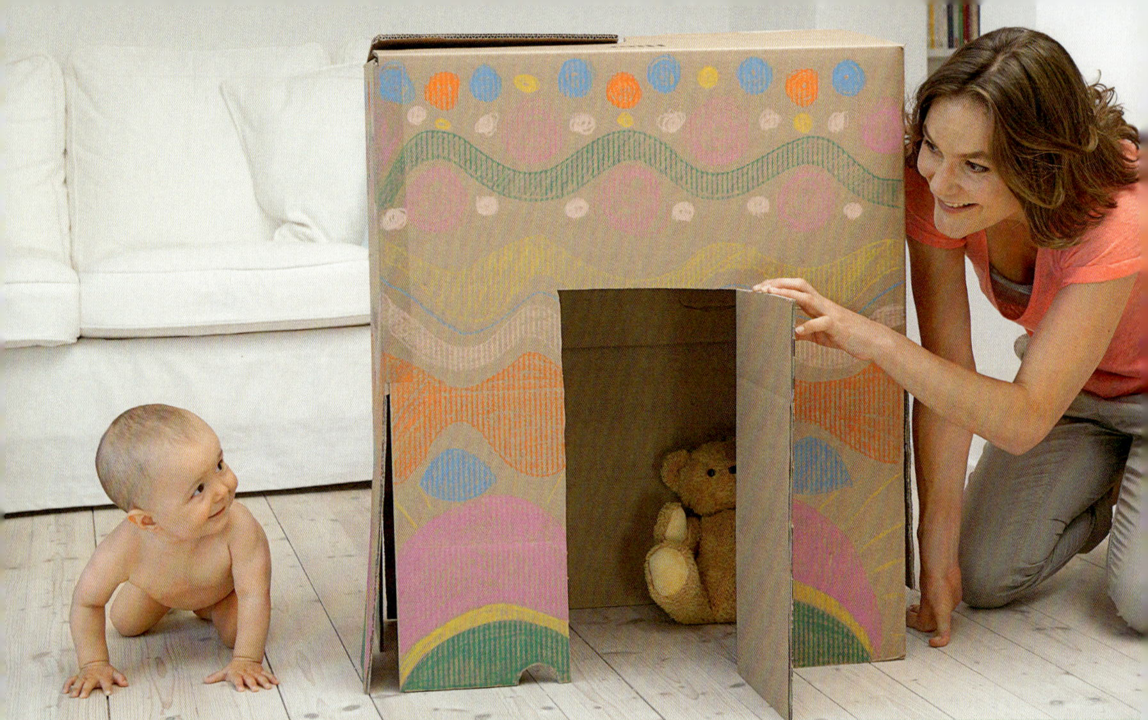

SPIELZEUG AUS DER EIGENEN »WERKSTATT«

Mit wenig Aufwand können Sie selbst schönes Spielzeug für Ihr Baby herstellen, an dem es lange Freude haben wird. Und Sie haben das gute Gefühl, dass Ihr Baby sicher mit unbedenklichen Materialien hantiert. Das ist heute keine Selbstverständlichkeit mehr, wenn man bedenkt wie viele Spielsachen aus Kunststoffen gefertigt werden. Ein Großteil der Materialien ist in jedem Haushalt zu finden oder für wenig Geld zu besorgen. Und besonderes handwerkliches Geschick ist auch nicht vonnöten.

Wichtig ist nur eines: Wenn Sie Spielzeug mit Kirschkernen, Holzperlen oder Ähnlichem füllen, achten Sie bitte darauf, dass Ihr Kind diese nicht herausnehmen oder abreißen kann. Befestigen Sie auch Knöpfe und andere kleine Teile sehr sorgfältig! Übrigens: Die Spielsachen eignen sich auch wunderbar als persönliches Geschenk.

EIN FARBENFROHES MOBILE

- **Sie brauchen:** Tonpapier in verschiedenen Farben, einen Ast oder Holzlöffel und einige kürzere Stücke bunte Fäden.
- **Von Anfang an:** Ihr Baby kann verschiedene Farben und Formen betrachten.
- Befestigen Sie Kreise, Dreiecke, Vierecke oder Tiere aus Tonpapier an den Fäden und hängen sie an den Ast / Holzlöffel.
- 1 **Tipp:** Auch mit einem Holzring und kurzen, bunten Stoffbändchen können Sie schnell und unkompliziert ein schönes Mobile gestalten.

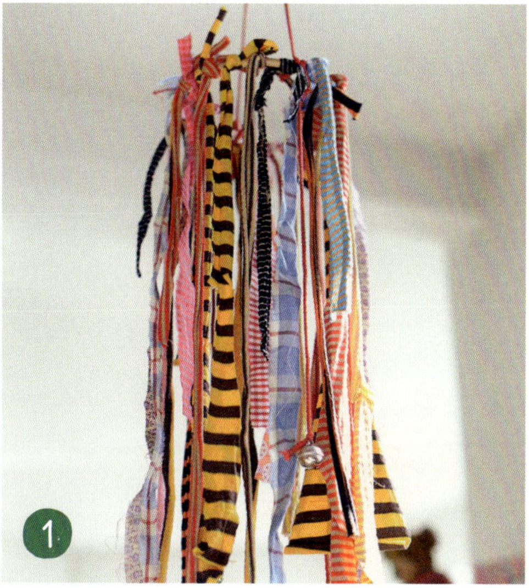

TASTSÄCKCHEN

- **Sie brauchen:** Stoffreste mit unterschiedlicher Textur (zum Beispiel aus Samt, Leinen oder Seide), jeweils etwa 20 x 8 cm groß; gut ausgewaschene Kirsch- und Aprikosenkerne, Glasmurmeln und Knöpfe.
- **Von Anfang an**: Materialien und Formen erfühlen.
- Falten Sie jedes Stoffstück mit der Innenseite nach außen einmal der Breite nach. Dann nähen Sie es zu einem Beutel zusammen, indem Sie die offenen Seiten links und rechts vernähen. Nun wenden Sie den Beutel, befüllen ihn mit Kernen, Murmeln oder Knöpfen und verschließen das Säckchen mit einer dritten Naht.
- In den ersten Monaten können Sie Ihrem Baby ein Tastsäckchen in die Hand geben, nachdem Sie das Händchen »aufgestreichelt« haben ▸ siehe Seite 62.
- **Und später?** Ihr Baby wird die Säckchen immer genauer befühlen, anschauen und schließlich auch in den Mund stecken.
- **Tipp:** Gefüllte, gut zugeknotete Baumwollsocken tun's auch!

KNISTERSÄCKCHEN

- **Sie brauchen:** Stoffreste, je 40 x 40 cm groß; etwas kleinere Folienstücke (zum Beispiel Knisterfolie, Verpackungsfolie, Folie mit Luftkammern oder ein Stück Rettungsfolie).
- **Von Anfang an:** Materialien fühlen, Geräusche erzeugen.
- Falten und nähen Sie die verschiedenen Folien einzeln in die wie bei den Tastsäckchen (links) vorbereiteten Stoffhüllen.

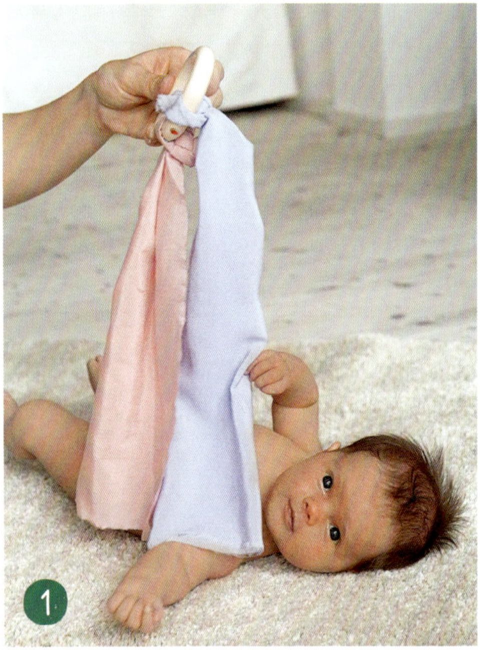

RING MIT BÄNDCHEN

- **Sie brauchen:** einen Holz- oder Plastikring (5 bis 8 cm Durchmesser), 2 Stoffstreifen (etwa 20 cm lang).
- **1. bis 3. Monat:** Anregung zum Greifen.
- 1 Knoten Sie zwei verschiedenfarbige Stoffstreifen nebeneinander an den Ring. Halten Sie den Ring nun über Ihr auf dem Rücken liegendes Kind und warten Sie ruhig ab, was passiert.
- **Und später?** Etwas größere Kinder genießen eine angenehme »Streicheldusche«: Einfach sanft mit den Bändchen über den Körper streichen.

DIE DICKE TÜTE

- **Sie brauchen:** mehrere kleine Tüten aus Butterbrotpapier.
- **Ab dem 3. Monat:** abtasten, Motorik schulen, Geräusche erzeugen.
- Blasen Sie die Tüte möglichst prall auf. Dann verschließen Sie die Tüte, indem Sie die Öffnung zusammendrehen.
- Ihr Baby hat Spaß daran, den großen Gegenstand in den Händen zu halten und mit dem raschelnden Ding zu spielen.
- **Und später?** Ihr Kind merkt, dass die Tüte kaputtgeht oder kleiner wird, wenn es zu fest drückt. Wenn es zu lange daran lutscht, wird sie »schlapp«.

ÜBERRASCHUNGSBEUTEL

- **Sie brauchen:** mehrere kleine Gefrierbeutel (1 Liter), ein Stück reißfesten Faden sowie unterschiedliches Füllmaterial wie Kirschkerne, Murmeln, Korken, Papier, Nudeln oder Reis.
- **Ab dem 4./5. Monat:** Dinge befühlen.
- Befüllen Sie die Beutel mit den unterschiedlichen Materialien und verschließen Sie sie fest mit einem Faden. Bieten Sie Ihrem Kind höchstens zwei der Beutel auf einmal zum Spielen an.
- **Tipp:** Falls die Beutel bedruckt sind, können Sie sie einfach wenden. So verhindern Sie, dass sich durch den Speichel Ihres Babys Farbpigmente lösen.
- **Und später?** Füllen Sie in einen Beutel warmes Wasser, in den anderen kühles.

DIE SCHNEEBESEN-RASSEL

- **Sie brauchen:** einen möglichst großen Schneebesen sowie einen Tischtennis- oder einen anderen kleinen, leichten Ball.
- **Ab dem 4./5. Monat:** ganz allein Geräusche erzeugen.
- Schieben Sie den Ball nun vorsichtig durch die Stäbe des Schneebesens: Fertig ist die allererste Rassel!

LUFTBALLONKISSEN

- **Sie brauchen:** einen Kissenbezug (etwa 80 x 80 cm, mit Reißverschluss, nicht mit Knöpfen!), viele Luftballons, eventuell eine Ballonpumpe.
- **Ab 5./6. Monat:** Vorbereitung und Förderung des Krabbelns.
- Blasen oder pumpen Sie die Luftballons zuerst ganz groß auf. Lassen Sie anschließend die Luft wieder heraus. Wenn Sie die Ballons nun etwa faustdick aufblasen, platzen sie nicht so leicht.
- Legen Sie die Ballons nebeneinander in den Kissenbezug.
- Nun legen Sie Ihr Baby bäuchlings auf das Kissen. Die instabile Bauchlage ist eine gute Vorbereitung fürs Krabbeln.
- **Und später?** Die meisten kleinen Krabbler bewegen sich gern über das Luftballonkissen und verfeinern so Koordination und Gleichgewichtsgefühl. Jetzt können Sie statt des Kissens einen Bettbezug verwenden. Allerdings brauchen Sie dafür ziemlich viele aufgeblasene Luftballons.

EINFACHE RASSEL

- **Sie brauchen:** einen Trinkjoghurtbecher (10 cm hoch), einen Teelöffel.
- **Ab 4./5. Monat:** Geräusche produzieren.
- Entfernen Sie die Papierbande und eventuelle Klebereste. Spülen Sie das Fläschchen aus und lassen es trocknen.
- (2) Drücken Sie nun den Flaschenhals etwas zusammen, sodass der Löffel durch die Öffnung passt. Sobald Sie loslassen steckt der Löffel in der Flasche fest und klappert, wenn Ihr Kind damit hantiert.

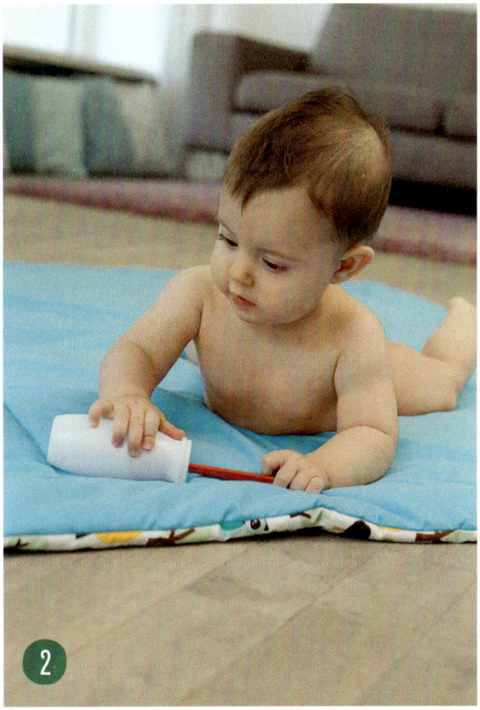

BUNTE KUGELKETTE

- **Sie brauchen:** große bunte Holzperlen (müssen für Kleinkinder geeignet sein!) in verschiedenen Formen; feste Schnur.
- **Ab dem 5. Monat:** Ihr Baby erfühlt unterschiedliche Formen.
- Fädeln Sie die Holzperlen auf und verknoten die Enden gut. Zwischen den Perlen können Sie auch Knoten einarbeiten.

ZAUBERFLASCHEN LAUT UND LEISE

- **Sie brauchen:** leere Trinkjoghurtfläschchen, durchsichtige leere Plastikflaschen (½ Liter); als »laute« Füllung Perlen oder getrocknete Erbsen; als »leise« Füllung kleine bunte Federn oder buntes Papier.
- **Ab dem 5./6. Monat:** Geräusche erzeugen und das Verhalten von geräuschlosem Material bestaunen.
- **Ab dem 10. Monat:** längliche Gegenstände aufstellen.
- Füllen Sie die Flaschen mit den einzelnen Materialien: mal mehr, mal weniger. In die durchsichtigen Flaschen füllen Sie Federn, Papierschnipsel oder -knöllchen.
- 1 Ihr Baby kann Geräusche produzieren, indem es die Flasche am Hals festhält und schüttelt. Es kann aber auch darüber staunen, dass sich etwas bewegt, aber kein Geräusch entsteht.
- **Und später?** Ihr Kind kann die Flaschen nebeneinander aufstellen als Vorbereitung zum Turmbauen ▸ siehe Seite 90.

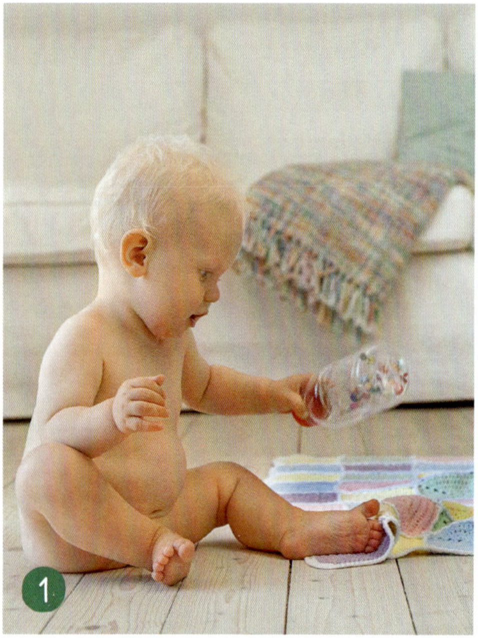
1

WASCHLAPPEN MIT KNÖPFEN

- **Sie brauchen:** einen einfarbigen Waschlappen, fünf bis acht größere bunte und unterschiedliche Knöpfe, Füllwatte.
- **Ab dem 5./6. Monat:** kleine Teile greifen und befühlen.
- Nähen Sie die Knöpfe rundum gut auf dem Waschlappen fest und füllen ihn locker mit Watte. Nähen Sie die Öffnung zu.
- Ihr Baby ist von den Materialien und Farben begeistert!
- **Und später:** Ab dem 11./12. Monat erforscht Ihr Kind die bunten Knöpfe mit Pinzetten- und Zangengriff.

TASTKISSEN

- **Sie brauchen:** einen einfarbigen Kopfkissenbezug mit festem Kissen; verschiedene Bändchen, Knöpfe, Stoffreste, kleine Steine, Murmeln, Glöckchen, einen kleinen Holzring und Ähnliches.
- **Ab dem 5./6 Monat:** Ihr Baby kann mit Sachen hantieren.
- Nähen Sie einfach auf das Kissen, was Sie in Ihrem Haushalt an Geeignetem finden. Hier einige Vorschläge:
- Legen Sie einen Filzfleck (10 cm Durchmesser) auf den Bezug und einige kleine Steine oder Glasmurmeln darunter. Dann nähen Sie den Filz gut fest. Das geht am leichtesten mit einer Nähmaschine.
- Nähen Sie 4 bis 5 verschiedene Stoffbändchen (je etwa 15 cm lang) nebeneinander an einem Ende auf den Bezug.
- Aus rauem Stoff schneiden Sie verschiedene Formen – Blumen, Wolken oder Ähnliches – und nähen sie auf den Bezug.
- Nähen Sie unterschiedliche Knöpfe nebeneinander auf.
- Knoten Sie ein Stoffband um einen Holzring oder ein Metallglöckchen. Nähen Sie das Ende des Bandes am Bezug fest.
- Lassen Sie Ihr Kind das Tastkissen in Bauchlage untersuchen, etwa erhöht auf einer Matratze liegend wie in dem Spiel »Auf dem Thron« auf Seite 74. Das interessante Sammelsurium ermuntert es sicher dazu, trotz der Anstrengung länger auf dem Bauch liegen zu bleiben.

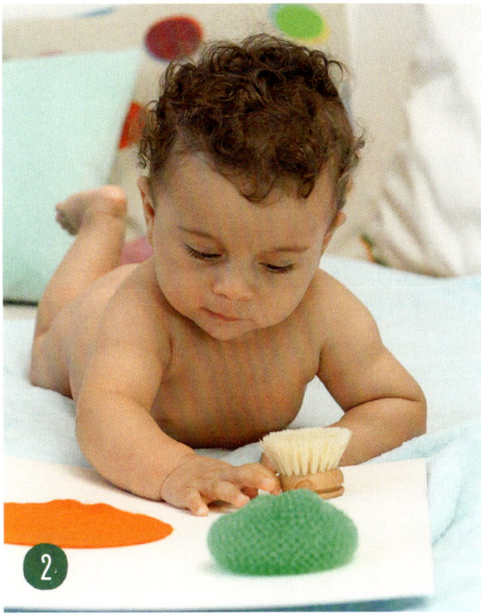

TASTBRETT

- **Sie brauchen:** zwei bis drei Bretter, etwa 20 x 30 cm, gut geeignet ist auch dicker Karton sowie verschiedene Materialien aus dem Alltag: zum Beispiel weiche und harte Bürsten, Topfschwämme, Wellpappe, ein Stück Fell, Seifenablage, Deckel.
- **Ab dem 5./6.Monat:** die Bauchlage attraktiver machen, verschiedene Materialien abtasten und befühlen.
- **2** Kleben Sie auf jedes Brett drei verschiedene harte und weiche Materialien. Ihr Kind kann jetzt in der Bauchlage Sachen befühlen und unterschiedliche Materialerfahrungen machen.

DIE SCHNURROLLE

- **Sie brauchen:** eine feste Plakat- oder Paketrolle (Länge: 30 bis 40 cm), etwa 40 cm Paketschnur sowie je zwei große, gelochte Holzkugeln oder große Knöpfe.
- **Ab dem 8./9. Monat:** eine Anregung für Ihr Baby, seine Fingerfertigkeit zu verbessern und zu verfeinern.
- Stechen Sie in eine Seite der Rolle ein Loch, auf genau der gleichen Höhe gegenüber ein weiteres. Fädeln Sie die Schnur durch die beiden Löcher. An den beiden Enden befestigen Sie je eine große Holzperle oder je einen großen Knopf.
- (1) Ihr Baby kann nun die Schnur immer wieder hin- und herziehen und spielt mit dem Gesetz von Ursache und Wirkung ▸ siehe Seite 111. Es begreift: »Habe ich die Schnur von der einen Seite durchgezogen, muss ich auf der anderen Seite ziehen, damit sie sich bewegt.«

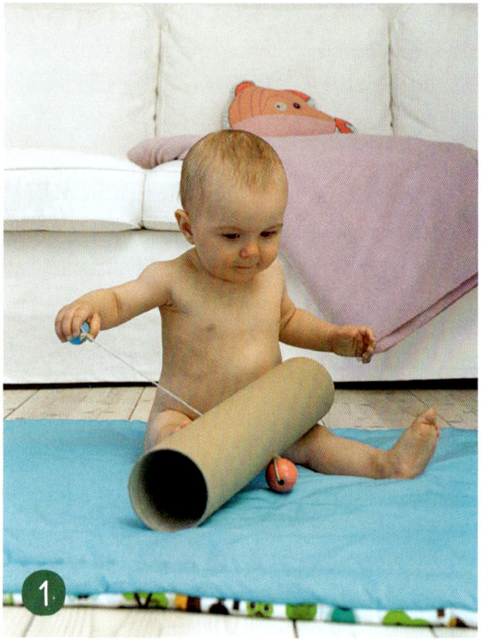
1

- **Tipp:** Eine Variante dieses Spiels ist auch für ältere Kinder interessant: Dazu brauchen Sie eine lange Rolle, die auch aus mehreren ineinandergesteckten bestehen kann und einen größeren Ball, der dann eine richtige Reise durch den dunklen Tunnel machen kann.

DIE WILDE KUGELBAHN

- **Sie brauchen:** eine feste Plakat- oder Paketrolle (30 bis 40 cm); eine große Holzkugel oder einen Tischtennisball.
- **Sobald Ihr Baby sitzt:** Es hat großen Spaß daran, einen Ball immer wieder von oben durch das Rohr rollen zu lassen.
- Anfangs müssen Sie die Rolle schräg halten, aber nach einiger Zeit lernt Ihr Baby dieses Spiel auch allein zu spielen.
- **Und später?** Auch Kindergartenkinder mögen dieses Spiel noch!

BABYS ERSTE TROMMEL

- **Sie brauchen:** zwei leere Dosen mit Deckel (Durchmesser etwa 15 cm), ein Stück Filz und etwas Klebstoff.
- **Sobald Ihr Baby sitzt:** Es trommelt dagegen und wird immer geschickter.

- Schneiden Sie aus Filz einen Kreis (mit etwas größerem Durchmesser als der Dosendeckel) und befestigen Sie dieses straff über der Dosenöffnung. An einer zweiten Dose kleben Sie den Deckel fest.
- Ihr Baby kann nun auf seiner Trommel musizieren!
- Zwei unterschiedlich klingende Trommeln: mit Deckel und mit Filz.

FORMBOX

- **Sie brauchen:** einen Schuhkarton sowie einige Korken.
- **Ab dem 10. Monat:** Ihr Baby liebt es, etwas in eine kleine Öffnung zu stecken.
- Schneiden Sie in die Mitte des Deckels ein passendes Loch, durch das Ihr Baby die Korken hineinwerfen kann.
- **Und später?** Eine Box mit viereckigem Loch für Bauklötze.

TIPP

GESCHICKTE FINGER

Ab dem 11./12. Monat übt Ihr Kind den Pinzettengriff und geht bald zum Zangengriff über ▸ **siehe Seite 33.** Unterstützen Sie diese Entwicklung: Durch ein Loch im Deckel einer Papprolle fädeln Sie ein Stück Schnur und lassen das Ende herausspitzen. Ihr Kind zieht sicher interessiert daran.

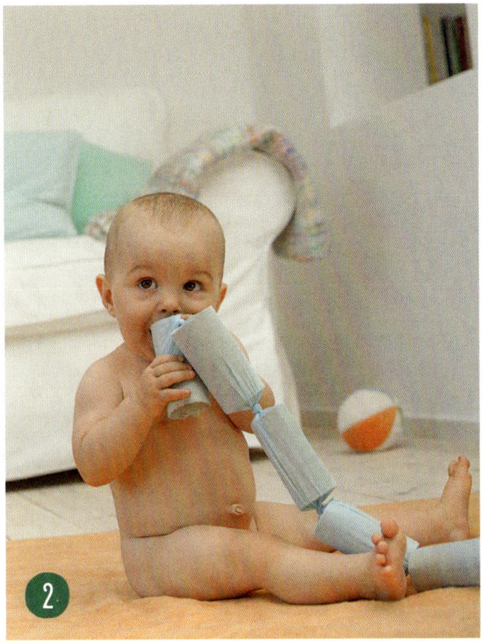

DIE SCHLANGE

- **Sie brauchen:** etwa 3 bis 5 leere Toilettenpapierrollen, eine alte Feinstrumpfhose und eine Schnur (20 bis 30 cm lang).
- **Ab dem 11. Monat:** Ihr Baby zieht fasziniert am Spielzeug.
- (2) Schneiden Sie Fußspitze und Hosenteil der Strumpfhose ab. Diesen »Schlauch« knoten Sie an einem Ende fest zu. Stecken Sie nacheinander die Papierrollen hinein. Verknoten Sie den Schlauch hinter jeder Rolle. Ans Ende binden Sie die Schnur.
- Je nach Untergrund macht die Schlange beim Heranziehen lustige Bewegungen.

SORTIERBOX

- **Sie brauchen:** eine/mehrere 6er-Eierschachteln ohne Deckel, Wasserfarben, Bauklötzchen (rot, gelb, blau).
- **Ab dem 11./12. Monat:** Pinzetten- und Zangengriff üben.
- Malen Sie jeweils zwei gegenüberliegende Mulden mit der gleichen Grundfarbe (rot, gelb, blau) aus.
- Ihr Kind kann nun je einen Baustein in eine Mulde legen.
- **Und später?** Mit etwa 18 Monaten beginnen Kinder mit Sortierspielen: Spielzeugautos und -tiere werden aneinandergereiht und Bauklötze in die farblich passenden Mulden der Sortierbox gelegt. Sie können jetzt die 10er-Schachtel und weitere Farben verwenden.

MEIN PERSÖNLICHER TIPP

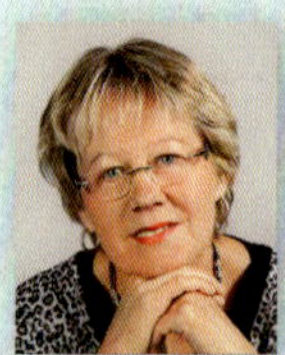

TURNEN MIT SELBST GEMACHTEN SPIELGERÄTEN

Nicht nur Spielzeug können Sie zum großen Teil selbst herstellen, auch Spiel- und Turngeräte müssen Sie nicht immer teuer im Geschäft kaufen. Die hier benötigten Materialien finden Sie im Haushalt oder Sie können sie günstig erwerben.

- Zwei Stühle hintereinander sind ein Tunnel für Einsteiger.
- Schneiden Sie von einem großen Karton Deckel und Boden ab – schon haben Sie einen richtigen Tunnel.
- Ein mit Decken verhüllter Tisch wird zur dunklen Abenteuerhöhle.
- Eine Luftmatratze, Matratzen, Koffer, große Kissen bieten als Krabbelparcours viele Möglichkeiten rauf und runter zu krabbeln und zu laufen.
- Aus zwei Hula-Hoop-Reifen und einer dünnen, festen Schaumstoffmatte (etwa 80 x 200 cm) können Sie einen luftigen, oben offenen Halbtunnel bauen: Streifen Sie von jeder Seite den Reifen über die Matte, sodass diese sich der Form der Reifen anpasst.
- Stehende Babys holen mit Begeisterung leere 1-Liter-Plastikflaschen aus der Getränkekiste. Später macht es Spaß, die Flaschen wieder hineinzustellen. Wie Sie die Flaschen noch attraktiver gestalten können, lesen Sie auf Seite 118.
- Eine dreistufige Treppe erhalten Sie, wenn Sie einen großen mit Altpapier gefüllten Karton vor das Sofa stellen und davor eine kleine Matratze oder Luftmatratze platzieren.

Bücher, die weiterhelfen

Gebauer-Sesterhenn, Birgit; Pulkkinen, Anne; Edelmann, Dr. med. Katrin:
Die ersten 3 Jahre meines Kindes
GRÄFE UND UNZER VERLAG

Imlau, Nora:
Das Geheimnis zufriedener Babys
GRÄFE UND UNZER VERLAG

Keicher, Ursula:
Kinderkrankheiten
GRÄFE UND UNZER VERLAG

Klug, Susanne:
Die neue Babyernährung. Breie und Fingerfood für die Kleinsten
GRÄFE UND UNZER VERLAG

Nitsch, Cornelia; Hüther, Prof. Dr. Gerald:
Kinder gezielt fördern
GRÄFE UND UNZER VERLAG

Nitsch, Cornelia; Hüther, Prof. Dr. Gerald:
Wie aus Kindern glückliche Erwachsene werden
GRÄFE UND UNZER VERLAG

Nussbaum, Cordula:
Familienalltag locker im Griff
GRÄFE UND UNZER VERLAG

Pulkkinen, Anne:
PEKiP. Die 50 schönsten Spiele
GRÄFE UND UNZER VERLAG

Richter, Robert; Schäfer, Eberhard:
Das Papa-Handbuch
GRÄFE UND UNZER VERLAG

Seßler, Silvia:
Mein Baby. Das 1. Jahr
GRÄFE UND UNZER VERLAG

Stern, Daniel N.:
Tagebuch eines Babys
Piper

Stumpf, Werner:
Homöopathie für Kinder
GRÄFE UND UNZER VERLAG

Valentin, Lienhard; Kunze, Petra:
Die Kunst, gelassen zu erziehen
GRÄFE UND UNZER VERLAG

Voormann, Christina; Dandekar, Dr. med. Govin:
Babymassage
GRÄFE UND UNZER VERLAG

Adressen, die weiterhelfen

PEKiP e. V., Geschäftsstelle
Am Böllert 3
47269 Duisburg
info@pekip.de
www.pekip.de

Bundeszentrale für gesundheitliche Aufklärung
Ostmerheimer Straße 220
51109 Köln
www.bzga.de

Kinderzentrum München
Heiglhoferstraße 63
81377 München
Tel.: 089/710 093 30

Register

T

U

V

W

Z

Spiel- und Bewegungsanregungen

Erstes Vierteljahr

Zweites Vierteljahr

Zweites Halbjahr

Bastelanleitungen

Impressum

Aktualisierte Neuauflage von PEKiP: Babys spielerisch fördern, GRÄFE UND UNZER VERLAG GmbH 2008 (Erstausgabe 1999)

Projektleitung: Ann-Kathrin Kunz

Lektorat: Margarethe Brunner

Umschlaggestaltung und Layout: independent Medien-Design, Horst Moser, München

Herstellung: Martina Koralewska

Satz: Christopher Hammond

Reproduktion: Repro Ludwig, Zell am See

Druck und Bindung: Firmengruppe APPL, aprinta Druck, Wemding

ISBN 978-3-8338-3614-5

1. Auflage 2014

GRÄFE UND UNZER

Ein Unternehmen der GANSKE VERLAGSGRUPPE

Bildnachweis

Fotoproduktion: Petra Ender: Cover, vordere und hintere Innenklappe, Innenteil; außer S. 115: Sabine Bohlmann.

Weitere Fotos: Fotolia: Vordere Außenklappe, U4, S. 36, 37, 112; iStockphoto: S. 45, 104; OKAPIA Bildarchiv: S. 23.

Syndication: www.jalag-syndication.de

Für die freundliche Unterstützung der Fotoproduktion ein Dankeschön an:
millemarille, München
Stadtkind, München

Wichtiger Hinweis

Die Gedanken, Methoden und Anregungen in diesem Buch stellen die Meinung beziehungsweise die Erfahrung der Verfasser dar. Sie wurden von den Autoren nach bestem Wissen erstellt und mit größtmöglicher Sorgfalt geprüft. Sie bieten jedoch keinen Ersatz für persönlichen kompetenten medizinischen Rat. Jede Leserin, jeder Leser ist für das eigene Tun und Lassen auch weiterhin selbst verantwortlich. Weder Autoren noch Verlag können für eventuelle Nachteile oder Schäden, die aus den im Buch gegebenen praktischen Hinweisen resultieren, eine Haftung übernehmen.

QUALITÄTS GU GARANTIE

Liebe Leserin, lieber Leser,

haben wir Ihre Erwartungen erfüllt? Sind Sie mit diesem Buch zufrieden? Haben Sie weitere Fragen zu diesem Thema? Wir freuen uns auf Ihre Rückmeldung, auf Lob, Kritik und Anregungen, damit wir für Sie immer besser werden können.

GRÄFE UND UNZER Verlag
Leserservice
Postfach 86 03 13
81630 München
E-Mail:
leserservice@graefe-und-unzer.de

Telefon: 00800 / 72 37 33 33*
Telefax: 00800 / 50 12 05 44*
Mo–Do: 8.00–18.00 Uhr
Fr: 8.00–16.00 Uhr
(gebührenfrei in D, A, CH)*

Ihr GRÄFE UND UNZER Verlag
Der erste Ratgeberverlag – seit 1722.

Umwelthinweis

Dieses Buch wurde auf PEFC-zertifiziertem Papier aus nachhaltiger Waldwirtschaft gedruckt.

Die GU-Homepage finden Sie unter www.gu.de

www.facebook.com/gu.verlag